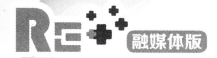

融媒体版

婴幼儿保育与教育指导丛书

丛书主编　刘　馨

0~3 岁婴幼儿

生长发育与心理发展概论

0~3SUI YINGYOUER SHENGZHANG

FAYU YU XINLIFAZHANGAILUN

主编　夏　菡　陈艳杰

编委　李世杰　杨　毅　田　巍　魏　云

U0363432

随文扫码
获取资源

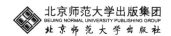

北京师范大学出版集团
BEIJING NORMAL UNIVERSITY PUBLISHING GROUP
北京师范大学出版社

图书在版编目（CIP）数据

0～3岁婴幼儿生长发育与心理发展概论／夏菡，陈艳杰主编. —北京：北京师范大学出版社，2020.11
（婴幼儿保育与教育指导丛书／刘馨主编）
ISBN 978-7-303-26303-5

Ⅰ．① 0⋯　Ⅱ．①夏⋯　②陈⋯　Ⅲ．①婴幼儿－生长发育②婴幼儿－心理发展　Ⅳ．① R174

中国版本图书馆 CIP 数据核字 (2020) 第 166570 号

营 销 中 心 电 话	010-58802755　58801876
北师大出版社职业教育教材网	http：//zjfs.bnup.com
电 子 信 箱	zhijiao@bnupg.com

0~3 SUI YINGYOU'ER SHENGZHANG FAYU YU XINLI FAZHAN GAILUN

出版发行：北京师范大学出版社 www.bnupg.com
　　　　　北京市西城区新街口外大街 12-3 号
　　　　　邮政编码：100088
印　刷：北京京师印务有限公司
经　销：全国新华书店
开　本：787mm×1 092mm　1/16
印　张：9.25
字　数：148 千字
版　次：2020 年 11 月第 1 版
印　次：2020 年 11 月第 1 次印刷
定　价：36.00 元

策划编辑：于晓晴	责任编辑：周　鹏
美术编辑：焦　丽	装帧设计：焦　丽
责任校对：郑淑莉	责任印制：陈　涛

丛 书 序

　　学前教育事业是一项伟大、神圣且囊括范围广泛的事业。学前教育是基础教育的启蒙阶段，更是人一生发展的奠基阶段。学前教育不仅涉及学前教育机构的教育，也包括家庭教育和社会教育。

　　从学前教育的研究对象及内涵来看，目前基本达成共识的阐释是联合国教科文组织 1981 年在法国巴黎召开的国际学前教育协商会议中提出的，其将学前教育界定为："能够激起从初生至小学的儿童（小学入学年龄因国家不同，在 5~7 岁）的学习愿望，给他们学习体验且有利于他们整体发展的活动总和。"此次会议还进一步明确提出，学前教育关注与研究的对象是贯穿整个学龄前阶段的儿童，包括初生的婴儿。

　　随着脑科学、心理学、社会学和教育学等领域研究的不断深入与发展，越来越多的研究表明，儿童的早期体验和早期发展不仅关系到儿童当前的成长和幸福，还对其一生的发展产生重要而深远的影响。0~3 岁是人生的开端，是个体发展的重要时期和奠基阶段，把教育的视线向前延伸至儿童出生（甚至更早）的那一刻，重视儿童的早期发展，已成为当今国际社会的共识，也是学前教育改革与发展的重要趋势。

　　自 20 世纪六七十年代开始，一些国家已率先从政府层面逐渐将 0~3 岁儿童的早期发展与教育纳入政府主导或支持的公共服务体系之中，如美国、瑞典、法国、新西兰、英国、加拿大、日本、韩国等。一些国家还加大支持力度，针对贫困人群开展儿童早期发展国家行动，为 0~3 岁儿童提供免费的早期保育与教育服务。进入 21 世纪以来，联合国教科文组织、联合国儿童基金会、经济合作与发展组织等国际组织先后对一些国家在儿童早期发展政策及实践效果方面进行了分析与评估，

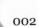

其研究结果表明，开展高质量的0～3岁儿童早期发展与教育项目具有巨大的社会效益和经济效益。

近些年来，我国政府也将0～3岁儿童早期教育工作纳入国家决策议程，进入实施阶段。从2001年国务院印发的《中国儿童发展纲要（2001—2010年）》，明确提出要"发展0～3岁儿童早期教育""建立并完善0～3岁儿童教育管理体制"，到2010年发布的《国家中长期教育改革和发展规划纲要（2010—2020年）》强调学前教育要"重视0至3岁婴幼儿教育"、2011年出台的《中国儿童发展纲要（2011—2020年）》进一步强调要"促进0～3岁儿童早期综合发展""以幼儿园和社区为依托，为0～3岁儿童及其家庭提供早期保育和教育指导""加快培养0～3岁儿童早期教育专业化人才"，以及2013年教育部启动部分地区0～3岁婴幼儿早期教育试点，再到2019年《国务院办公厅关于促进3岁以下婴幼儿照护服务发展的指导意见》《托育机构设置标准（试行）》和《托育机构管理规范（试行）》等重要文件的出台，显示出国家正在从政策和管理层面积极推进与落实0～3岁儿童早期教育指导工作和托育工作。

当前，我国一些地区已经开展了面向0～3岁儿童和家庭的早期教育指导工作。随着国家和各地政府对0～3岁婴幼儿托育工作的积极推进和大力支持，面向低龄幼儿开办的托育机构也在逐渐增多。

儿童的健康成长关系到人类的未来，关系到千家万户的幸福。科学、适宜的儿童早期教育需要高素质、懂专业的保教人员和管理者，也需要爱儿童、懂儿童、会科学育儿的家长。为了适应我国0～3岁儿童早期教育指导和托育工作的需要，支持相关行业从业人员的培养与培训，也为了更好地服务于婴幼儿家长，北京师范大学出版社特邀京津两地从事0～3岁儿童早期教育研究和实践的多名专家，组成了"婴幼儿保育与教育指导丛书"的研究与编写团队。其中既包括在高校从事0～3岁儿童早期发展与教育研究的教师和从事早期教育指导的区级教研员，也包括具有丰富实践经验的儿童保健与疾病防治的医务工作者，以及来自一线的、多年从事0～3岁儿童早期教育指导和托育工作的教师与管理者等。我们致力于将科学、适宜的儿童早期教育理念与专业理论知识、实践指导有机结合，更好地提升儿童早期教育工作者和管理者的专业素养、专业知识与实际操作能力，提高家长科学育儿的能力。

本丛书从 0～3 岁婴幼儿身心发育与发展的年龄特点出发，围绕 0～3 岁婴幼儿的生活照护、卫生保健、发展与促进以及早期教育机构的组织与管理展开，构建三大模块内容体系，计划包括 10 余册。

第一个模块为"婴幼儿养育基础"。该模块包括《0～3 岁婴幼儿生长发育与心理发展概论》《0～3 岁婴幼儿营养与喂养》《0～3 岁婴幼儿日常照护》《0～3 岁婴幼儿常见疾病与意外伤害预防及护理》等。

第二个模块为"婴幼儿教育指导"。该模块包括《0～3 岁婴幼儿动作发展与教育》《0～3 岁婴幼儿认知与语言发展及教育》《0～3 岁婴幼儿情感与社会性发展及教育》《0～3 岁婴幼儿艺术启蒙教育》等。

第三个模块为"早期教育机构的组织与管理"。该模块包括《早期教育指导机构组织与管理》《托育服务机构组织与管理》等。

真诚地期望本丛书能满足正在从事或即将从事 0～3 岁儿童早期教育指导与托育服务工作的保教人员和管理者的专业学习、教研与培训的需求，同时，也能为广大婴幼儿家长及关心儿童发展事业的社会工作者提供科学育儿支持和专业指导。

刘　馨

2019 年 10 月于北京师范大学

前言

　　婴幼儿期是个体展开生命历程的起步阶段，儿童在这个时期的生活质量和体验感受应该得到格外关注。了解婴幼儿发展的内在规律并遵循这些发展规律，提供适宜婴幼儿身体和心理需求的教养，是照护者助力儿童幸福成长的重要前提。

　　生长发育与心理发展是儿童早期成长发展的两条主线，也是照护者促进婴幼儿身心全面健康发展的共同基础。本书聚焦于婴幼儿养育基础的学习，主要涵盖了婴幼儿生长发育的基本特点与规律、婴幼儿心理发展的基本特点与规律两大部分内容。一册在手，既为读者进一步学习婴幼儿生活照护、卫生保健、发展与促进方面的知识和技能奠定最初的基础，同时也有益于照护者在学习伊始即建立"养"和"教"相融合的早期教育理念。从这个意义上讲，本书可谓基础中的基础。

　　本书在编写时突出基本知识、基本理念和基本规律的介绍，兼顾实用性和实践指导，行文简明扼要，力求使读者把握婴幼儿身心发展方面的关键基础信息并获得清晰的认识。

　　本书的参编者由长期从事0~3岁儿童早期发展与教育研究的高校教师、具有丰富实践经验的儿童保健医生和有着多年早期教育指导经验的一线教师组成。夏菡（中华女子学院儿童发展与教育学院）、陈艳杰（首都医科大学附属北京儿童医院）担任主编，夏菡负责统稿工作。各章具体编写人员为：第一章，陈艳杰、杨毅（中华女子学院儿童发展与教育学院）、魏云（北京市丰台区妇幼保健院）；第二章，陈艳杰；第三章，李世杰（首都医科大学附属北京儿童医院）；第四章，夏菡、田巍（中华女子学院附属实验幼儿园）。本书是集体智慧的结晶，衷心感谢各位参编者的辛苦工作，同时也特别感谢"婴幼儿保育与教育指导丛书"主编北京师范大学刘馨副教授、北京师范大学出版社于晓晴编辑自始至终给予的大力支持和不可或缺的建设性意见。此外，为提高本书的专业性、严谨性，在统稿时，丛书其他分册编者（杨海河、王冰两位医生和李营老师）对本书内容进行了审阅，在此一并致谢。

由于编者水平有限，本书难免存在不足之处，敬请各位专家和读者批评指正。

编　者

2020 年 6 月

目录

开篇情境

　　联合国原秘书长安南曾经提出，每一名儿童都应该拥有一个良好、健康的人生开端。婴幼儿时期处于儿童早期发展过程中的关键时期，也是人体生长发育和心理发展最为迅猛的时期，被称为最重要的"生命最初的1 000天"。照护者则承担着呵护婴幼儿健康发展的使命。

　　婴幼儿的身心成长既受到儿童自身特点的制约，也深受外在环境的影响。就像一颗幼苗的成长，不仅需要有成长的内在动力，也离不开能够扎根的土壤，还需要适合的阳光雨露和养分。照护者应意识到婴幼儿的早期发展是多种因素共同作用的结果，并对婴幼儿进行恰当、合理的抚养，引导这些幼苗朝健康快乐的方向茁壮成长。

　　婴幼儿有独特的发展特点和成长规律。在这一阶段，婴幼儿大脑的体积快速增加，脑细胞之间的突触联结迅速建立，生长发育尚未成熟，各器官和系统有待完善，各种心理活动具有简单、被动、零散等表现。在现实生活中，不了解婴幼儿身心发展的特点和规律，表面上打着"爱儿童""科学育儿"的幌子，实则急功近利、盲目养育的情况依然很多。例如，一些照护者存在认识上的误区，认为"不需要花力气让孩子爬行，反正孩子以后都是要走路的，练习站立和走路更重要""我家孩子是早产儿，家里人都说最要紧的事情是尽量增加新生儿的体重""必须让孩子早早搭上信息时代的快车，我家宝宝特别喜欢玩手机和平板电脑，而且可以玩很长时间"；担心孩子的安全，认为应该"少给孩子自己玩耍的机会，省得出意外"；过度保护孩子，"不让孩子和别的小伙伴一起玩耍"；不尊重婴幼儿是一个独立的个体，一味限制婴幼儿对环境的主动探索；等等。凡此种种，不一而足。照护者非常有必要系统地了解婴幼儿生长发育与心理发展的基本知识，只有顺应婴幼儿的成长规律，才有可能让每一位婴幼儿都拥有一个健康的人生开端。

婴幼儿的生长发育有哪些基本特点和规律？不同年龄婴幼儿的保健要点是什么？婴幼儿的心理发展进程是怎样的？如何建设适宜婴幼儿身体和心理全面健康发展的养育环境？本书将带领照护者走上"懂儿童"的科学育儿之路。

第一章 婴幼儿生长发育
与心理发展的基本问题

通过学习本章，你将可以：

1. 了解婴幼儿生长发育概念并理解其内涵和重要意义。

2. 领会影响婴幼儿生长发育的基本因素。

3. 掌握衡量婴幼儿生长发育的基本指标的测量和评价方法。

4. 运用基本指标测量的结果对婴幼儿进行简单评价。

5. 了解新生儿、0～1 岁婴儿、1～3 岁幼儿心理发展的基本特点。

6. 掌握影响婴幼儿心理发展的主要因素。

    0～3 岁是个体一生中十分重要的生长阶段，这一时期的生长发育和心理发展直接影响到日后的工作和学习。照护者有责任和义务关注婴幼儿身体和心理的健康发展，从早期综合发展角度给予婴幼儿更加全面的照护和培育。

资源链接

    想了解儿童早期发展包括哪些内容，可扫描文旁二维码，阅读资料《儿童早期发展（ECD）是什么？》。

一、婴幼儿生长发育概述

生长发育是衡量婴幼儿健康状况的重要方面之一，并且，由于早期生长发育与心理发展密切相关，其发展的顺序和规律也影响着婴幼儿心理发展的顺序和规律、制约着心理发展的水平。因此，对婴幼儿生长发育的关注不应局限于生理层面的吃饱穿暖、少生病，更重要的是具备早期发现问题、识别问题的能力，避免错过最佳干预时机，全方位照护婴幼儿的身心，促进其早期综合发展。

（一）婴幼儿生长发育的重要意义

新生儿死亡率（neonatal mortality rate，NMR）、婴儿死亡率（infant mortality rate，IMR）和5岁以下儿童死亡率（mortality rate of children under 5，U5MR）是国际公认的反映一个国家和地区儿童健康状况的指标。自中华人民共和国成立以来，伴随着儿童保健医疗水平的逐年提升，我国以上三大死亡率一直呈现逐年下降趋势。但是伴随着辅助生殖技术的应用，空气、环境污染，以及其他人口学特征的出现，儿童的生存质量确实受到影响。一些先进的临床医疗技术虽然能够让更多的孩子重获生命，但是如何让这些孩子在今后的人生道路中得到更高的生存质量，需要儿童保健及保育工作者共同努力。

（二）婴幼儿生长发育涉及的基本问题

1. 婴幼儿生长发育基本规律

任何儿童的生长发育都有着基本相同的轨迹。生长主要是指器官、系统形态的增长，发育是指细胞、组织、器官功能的成熟，这两者密切相关。生长发育的过程也是儿童逐步成熟的过程，并且任何发展都需要建立在结构完整和功能完善的基础之上。当婴幼儿的结构出现问题，如在生长发育过程中婴幼儿的前额叶发展受限，那么势必会影响到其躯体运动、眼球运动发育，并且会限制婴幼儿语言发展及高级思维活动；若婴幼儿的枕叶发展受限，那么婴幼儿的视觉发育也会受到影响。

儿童的生长发育是一个连续性和阶段性并存的过程，首先是生长发育速率不同，例如，出生后 1 年内婴儿身高和体重基本呈线性增长趋势，但是增长速度会逐渐降低，同时身高和体重相比，身高的增长速度明显要高于体重。因此对于儿童来说，生长高峰主要出现在两个时期，第一个是新生儿期，第二个则是青春期。为什么说各个器官和系统的发育是不平衡的？因为其发育有先有后、有快有慢。例如，神经系统的发育要早于生殖系统的发育，这是人类基于个体发展在不同阶段的真正需求进化而来的。

婴幼儿的生长发育还遵循非常重要的顺序性规律，即自上而下、由近到远、由低级到高级、由简单到复杂的过程。例如，1 岁以内婴儿的大运动发育规律为抬头、翻身、独坐、爬行、站立、行走的过程。如果婴幼儿的运动发育顺序出现问题，如婴幼儿未出现爬行阶段就进入行走阶段，那么极有可能在今后行走过程中出现异常的步态，容易摔跤，身体核心肌群的稳定性、肢体的协调性发育遭受挑战等。科学研究表明，儿童爬行是否充分直接决定婴幼儿的中脑水平发育，而中脑是人类视听觉反射中枢所在，因此爬行不足的婴幼儿在视觉控制和听觉反应方面可能也会出现一些挑战等。

2. 重视儿童发育过程中的预警征象

在婴幼儿生长发育过程中，照护者要十分重视其发育行为指标是否达标，可通过预警征象对婴幼儿的行为进行便捷、高效的筛查。目前预警征象应用范围非常广泛，如托幼机构、社区卫生服务中心、妇幼保健院、残疾儿童筛查等。熟知表 1-1 中 3 岁以内儿童 32 个发育指标，对早期识别儿童发育问题具有重要的意义。

表 1-1　儿童发育预警征象检查表[①]

年龄	预警征象	年龄	预警征象
3 月	①对很大的声音没有反应。 ②逗引时不发出声音或不会微笑。 ③不注视人脸，不追视移动的人或物品。 ④俯卧时不会抬头。	6 月	①发出声音少，不会笑出声音。 ②不会伸手抓物。 ③紧握拳松不开。 ④不能扶坐。
8 月	①听到声音无应答。 ②不会区分生人和熟人。 ③双手间不会传递玩具。 ④不会独立坐。	12 月	①呼唤名字无反应。 ②不会模仿"再见"或"欢迎"动作。 ③不会用拇指和食指对捏小物品。 ④不会扶物站立。
18 月	①不会有意识地叫爸爸妈妈。 ②不会按要求指人或物。 ③不与人目光交流。 ④不会独立走。	2 岁	①不会说 3 个物品的名称。 ②不会按吩咐做简单的事情。 ③不会用勺子吃饭。 ④不会扶栏杆上楼梯/台阶。
2.5 岁	①不会说 2~3 个字的短语。 ②兴趣单一、刻板。 ③不会示意大小便。 ④不会跑。	3 岁	①不会说自己的名字。 ②不会玩"拿棍当马骑"等假想游戏。 ③不会模仿画圆。 ④不会双脚跳。

（三）影响婴幼儿生长发育的因素

1. 遗传因素

细胞染色体所载基因是决定遗传的物质基础，同时也决定婴幼儿的生长发育轨迹。遗传性疾病为婴幼儿生长发育带来的危害是巨大的，很多类型的疾病都会

---

① 杨玉凤：《儿童发育行为心理评定量表》，25 页，北京，人民卫生出版社，2016。

出现不可逆的损害。家族的遗传信息对子代的影响深远，例如，父母亲是肥胖症患者，子代肥胖的风险就会高达 48%；若父母患有高血压、高血脂等症，子代慢性病的发病风险就是常人的 1.7 倍。

2. 环境因素

影响儿童生长发育的环境因素主要包括两个方面，即客观生活条件和主观家庭养育环境。客观生活条件是指阳光、空气、清洁水源、良好居住条件等。例如，雾霾的出现，可能加重儿童呼吸道的敏感性；长期生活在服装厂、电池厂、化肥厂等周围，受到被污染的水源、农作物或空气的影响，会增加婴幼儿铅、汞等重金属中毒风险，有毒有害物质最终会损害婴幼儿的脑神经发育，从而产生不良的后果。主观家庭养育环境包括家庭氛围、饮食习惯、行为习惯、体育锻炼习惯、家庭养育方式等，这些都会对儿童的生长发育产生重要影响。

3. 营养因素

营养物质是儿童生长发育的基石，特别是在婴幼儿时期，在适当的时候给予恰当的营养摄入，这样才能确保其健康地成长。

对于 6 个月以内的婴儿，要尽可能进行纯母乳喂养，纯母乳喂养的婴儿不添加其他液体食物，这一点是由儿童的消化特征所决定的。

当婴儿满 6 个月时，照护者应开始为其添加辅食，辅食添加的形态应遵循泥—末—碎的过程，单次不要添加多种食物，应该采取少量多次的形式。

婴儿在咀嚼的过程中，可加强口腔的咀嚼与舌体的搅拌动作的协调性，这一点会为其日后的口腔运用能力起到良好的促进作用。对于混合喂养的婴儿或者人工喂养的婴儿，更加要注重婴儿口腔功能的训练。

在辅食的种类上则应该选取含铁丰富的食物和优质蛋白，防止过敏，积极预防蛋白质—能量营养不良、维生素 D 缺乏性佝偻病、维生素 A 缺乏及中毒、缺铁性贫血、碘缺乏、锌缺乏、单纯性肥胖及代谢综合征等营养性疾病。

越是在生命的早期，婴幼儿营养物质摄取充足就越重要，这也意味着日后婴幼儿的生长发育可以得到充足的供给和滋养。种种研究表明，严重的营养不良，对于体重、身高和智力发育会有明显的负向作用。

4. 疾病因素

疾病对婴幼儿的生长发育影响非常大，小到普通的感冒、腹泻，大到一些器官系统发育结构方面的问题，都会影响其生长发育，且这些问题对婴幼儿的危害远大于学龄期的影响。因此在照料婴幼儿时，要对疾病的危害程度进行分级，优先处理急症及其并发症，随后处理同小儿发育里程碑相关的问题，最后处理一般性问题，如正畸、矫形等。在此过程中切记要听取发育行为科专业医生的建议，不可以偏概全，以次要矛盾充当主要矛盾，以家长意愿为核心。要时刻重视婴幼儿的综合发展，以促进全面发育为核心。

5. 意外伤害

婴幼儿时期是儿童生长发育的特殊时期，他们的探索能力逐渐增加，对待任何事物都抱有强烈的好奇心，并不能完全区分安全与危险，且这一时期的儿童对于距离、空间、温度、高度等方面的把控能力较弱，如坠床、锐器伤害、窒息、夹伤、高空坠物砸伤等都是极易出现的。特别是儿童非常喜欢探索家中的各种事物，如带孔的插座、洗衣机、躲在不容易被发现的小角落来同大人捉迷藏，这些也非常容易发生危险。因此，照护者要及时调整和改善家庭养育的物理环境，并积极营造家庭和睦的精神环境，不做错误示范，尽早以绘本、游戏、动画等形式开展安全教育。

6. 虐待和伤害

虐待不仅会影响婴幼儿的生长发育，还会对其身心发展产生巨大影响。人们对于儿童虐待的认识往往存在不足，虐待不仅包括躯体虐待，而且包括情感虐待、性虐待、语言虐待和忽视等。这会给儿童的童年造成巨大阴影，而且这种影响可能会终生挥之不去。语言虐待和忽视可能是最容易被人们忽略的，包括给孩子起不雅绰号、情感忽视等，都可以被纳入虐待的范畴。当然，这也要同照护者采用的适度惩戒、训导孩子有所区别。

（四）关注婴幼儿生长发育评价及家庭养育环境

1. 与生长发育相关的测量与评价

在生命最初的1 000天，特别是婴幼儿2岁以内，营养因素尤为重要，这段时间也是大脑发育的高峰时期。在这一阶段，充足的营养和良好的睡眠可以为婴幼儿日后的成长提供坚实的基础。葡萄糖是可以透过血脑屏障进入大脑的主要能源，当大脑出现营养素摄入不足时，婴幼儿首先会出现精神萎靡、嗜睡、无力等症状。众所周知，在生命早期，婴儿的神经细胞正处在高速发展时期，建立常用突触的联结，并且对不常用的突触联结进行修剪消退处理，遵循用进废退原则。当大脑不能够保障基本的营养需求时，很多有意义的联结也会随之退却，这一点会造成很多发育上的遗憾。

（1）身高（长）

测量要点：1岁以内婴幼儿测量卧位身长；3岁以上儿童测量立位身高；2~3岁酌情处理。一般情况下，身长 > 身高，差距应该在0.7~1 cm。

身长的测量：要求婴幼儿脱去鞋帽，穿单衣卧于测量床底板中线，助手固定头部，头顶接触板，婴幼儿面朝上。测量者立于婴幼儿右侧，左手固定婴幼儿双膝，使其腿伸直，右手移动足板，使其接触双足。读数误差不超过0.1 cm。测量工具见图1-1。

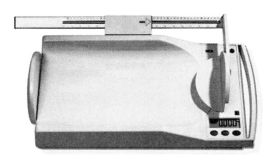

图1-1　身长体重计

身高的测量：3岁以上儿童取立位姿势，两眼平视前方，脚跟、臀部、两肩胛骨同时靠立柱，头部保持正直位置，然后测量。读数误差不超过0.1 cm。测量工具见图1-2。

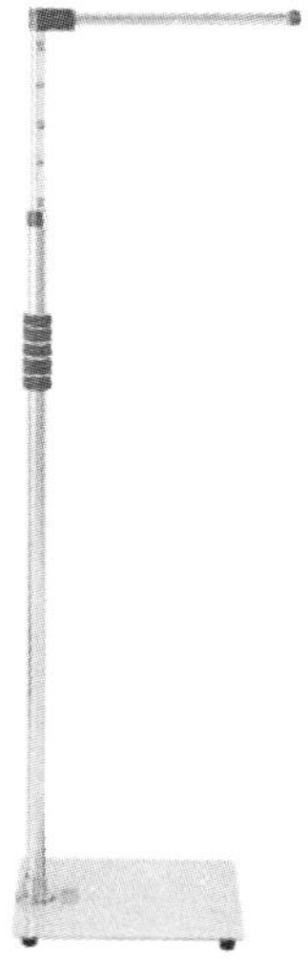

图1-2　身高体重计

计算公式：出生时平均身长约 50 cm。

2~6 岁的身高（cm）= 年龄 × 7+75。

7~10 岁的身高（cm）= 年龄 × 6+80。

评价标准：

出生后 1 年内身高要增长 25 cm。

出生后前 3 个月的身长增长值约等于后 9 个月身长的增长值。

（2）体重

测量要点：婴幼儿去除衣物，排空大小便，轻轻立于体重秤上，待指针稳定后读数。要精确到小数点后 2 位。

计算公式：6 月龄以下婴儿体重（kg）= 出生时体重 + 月龄 × 0.7。

7~12 月龄婴儿体重（kg）=6+月龄 × 0.25。

1 岁 ~ 学前期体重（kg）= 年龄 × 2+8。

评价标准：

男婴出生平均体重为（3.3±0.4）kg，女婴出生平均体重为（3.2±0.4）kg。

如新生儿期生理性体重下降 10% 或者第 10 天还未恢复出生时体重，要评价为病理状态，需要转诊医疗机构。

随着年龄的增长，婴儿体重增速会逐渐降低。正常足月新生儿出生后 3 个月体重约为出生时的 2 倍，12 月龄时婴幼儿体重达到出生时体重的 3 倍，2 岁时体重约为出生时体重的 4 倍。

（3）胸围

测量要点：3 岁以内取卧位，3 岁以上取立位。以立位为例，婴幼儿保持站立位，双手自然下垂，两眼平视前方，测量者立于婴幼儿前方或右方。腹侧软尺位于婴幼儿前乳头下缘，背侧以肩胛下角下缘为准，取平静呼吸时的中间数值，误差不超过 0.1 cm（见图 1-3）。

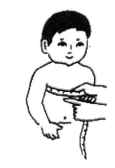

图 1-3　婴幼儿胸围测量示意图[1]

① 渠川琰：《中国优生优育优教百科全书·优生卷》，418 页，广州，广东教育出版社，1999。

评价标准：1 岁时头围约等于胸围。

（4）头围

测量要点：测量者位于婴幼儿前方或右侧，软尺从婴幼儿右侧眉弓上缘经枕骨粗隆到左侧眉弓上缘回归原点。误差不超过 0.1 cm（见图 1–4）。

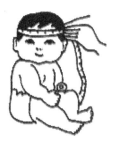

图 1–4　婴幼儿头围测量示意图[①]

评价标准：胎儿期头围 32~34 cm，出生后第一年前 3 个月头围的增长值约等于后 9 个月头围的增长值（6 cm）。第二年增速开始减慢，约 2 cm，2 岁头围约 48 cm，2~15 岁头围增加 6~7 cm。头围数据最有价值的年龄为 2 岁以内。

（5）乳牙

乳牙迟萌：一般把大于 13 月龄的婴幼儿还未出牙称为乳牙迟萌。

乳牙：共 20 颗；一般 4~10 个月乳牙开始萌出。

出牙顺序：先下后上，自前向后，约 2.5 岁出齐（见图 1–5）。

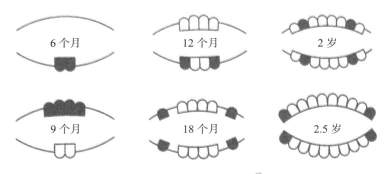

| 6 个月 | 12 个月 | 2 岁 |
| 9 个月 | 18 个月 | 2.5 岁 |

图 1–5　乳牙萌出示意图[②]

①　渠川琰：《中国优生优育优教百科全书·优生卷》，418 页，广州，广东教育出版社，1999。

②　刘湘云、陈荣华、赵正言：《儿童保健学（第 4 版）》，15 页，江苏，江苏科学技术出版社，2011。

恒牙：共 32 颗，6 岁左右萌出第一颗恒牙，6~12 岁乳牙逐渐被恒牙取代。

出牙属于儿童生长发育过程中正常的生理现象，有些儿童会有磨牙、发烧、流涎等症状，这些都会随着乳牙的萌出而消失。特别要说明的是，婴幼儿正常咀嚼食物对恒牙顺利取代乳牙有重要意义，如果在日常生活中食用更多软烂的食物，没有过多的啃咬动作，恒牙并不会顺利地取代乳牙的位置，这就需要口腔科医生的帮助。

2. 关注婴幼儿的运动发育水平及规律

儿童的运动发育顺序要引起照护者的高度关注。在婴幼儿的生命早期，运动发育水平是否达标是最好的生长发育外显评估指标，例如，抬头、翻身、坐、爬、站、走、跑等，但是除水平达标外，还需要关注婴幼儿的运动模式以及运动发育顺序。对于已经出现的运动发育落后，或者有运动发育顺序不良的婴幼儿，越早干预，效果越好。一旦错过动作发育的关键时期，家庭就需要支付高昂的医疗成本、更多的养育成本去改善，而效果未必如愿。

在对婴幼儿进行综合评价时，因为缺少横向比较，照护者往往会高估婴幼儿的能力。在运动、语言、认知、社交等评价维度中，人们对运动发育落后的认识是最为薄弱的。殊不知婴幼儿的年龄越小，运动指标越可以直接反映其发育状况。

当然，照护者也不要忽视另一种危险，即婴幼儿的运动发育基本达标，但是其他维度的发育落后。因此，照护者不要孤立地看待上述问题，应全面、客观地记录婴幼儿的日常表现，不要以偶然来取代日常，定期接受婴幼儿健康体检，对于发现的问题应尽早纠正，听取多方面的意见，不要讳疾忌医。

3. 关注婴幼儿的语言发育

语言发育在婴幼儿时期尤为重要，很多家长对于语言发育迟缓的认识非常有限，认为婴幼儿仅仅是不会说而已，忽视了其认知、听力等方面的问题。语言发育障碍是儿童期最为常见的发育障碍之一。2005 年，上海交通大学医学院附属上海儿童医学中心章依文对上海市 10 个区 8 545 例 0~3 岁儿童进行语言调查。结果显示，按照 2~3 岁儿童语言发育迟缓的筛查标准，24~29 个月的男、女儿童语言发育迟缓的检出率分别为 16.2% 和 15.2%，30~35 个月时仍分别有 8.3% 和 2.6% 的男、女儿童符合语言发育迟缓的筛查标准，学龄早期语言障碍发生率约为 7%。

2 岁时语言发育迟缓的儿童，在 3~4 岁时至少 50% 表达性语言障碍的儿童不能自发地解决自身的问题；相当比例的儿童，尤其是存在语言理解障碍的儿童，难以摆脱语言的困扰，可导致影响更广泛和深远的多种问题。[①]

　　照护者可以对婴幼儿的语言发育进程进行初步的排查，例如，8 月龄以内是否可以有丰富的自主性发音，dadadada……lalalala 等，是否能够注意到家长在呼唤其名字，是否能够和身边人进行互动或进行简单的游戏。大约在 18 月龄以后，幼儿的表达会出现突飞猛进的进展，2 岁左右就可以说出一些简单物品的用途，了解物品属性，并且可以唱一些不完整的儿歌，这些都是婴幼儿语言形成的重要基础。（见图 1-6）。语言发育迟缓的儿童一般可分为两大类，即单纯语言发育迟缓和全面发育迟缓。对于单纯语言发育迟缓的儿童还需要进一步评估其理解力，如果理解力正常，需要进一步排除口吃、构音障碍、运动障碍、发音障碍、听力障碍等问题。如果是语言理解出现问题，则需要考虑全面发育迟缓的可能性，应到专业康复机构进行干预训练。因此，尽早地发现问题，做到早发现、早干预、早治疗，才有较好的预后效果。

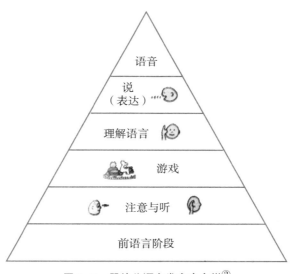

图 1-6　婴幼儿语言发育金字塔[②]

①　章依文：《儿童语言障碍的早期干预》，载《实用儿科临床杂志》，2010（11）。

②　黎海芪：《实用儿童保健学》，201 页，北京，人民卫生出版社，2016。

4. 关注婴幼儿的家庭养育环境建设

在家庭养育方面，隔代养育、频繁更换照护者、父母陪伴缺失是很多家庭经常会面临的问题。随着年龄的增长，婴幼儿的精力会显得尤其旺盛，如果是隔代养育的话，往往会出现养育方式不能适应婴幼儿发展需要的情况，这就形成了一个矛盾：照护者希望婴幼儿听话、懂事、不出危险，而婴幼儿则希望获得更多新奇的刺激和挑战。

电子产品的出现看似解决了这个问题，但却让婴幼儿在屏幕前暴露的时间越来越长，接触电子产品的婴幼儿年龄越来越小，这极大地限制了其想象力和创造力的发展。婴幼儿由主动思考探索变为慢慢习惯被动输入，沉迷于电子产品，用符号来替代语言，逐渐丧失主动思考的能力。在观看电子产品的过程中，婴幼儿的眼球需要不断地移动来适应画面的变化，这导致婴幼儿在注意力和眼球控制方面形成极大的挑战。这些都是家庭养育环境不良为婴幼儿的生长发育埋下的隐患。

与此同时，照护者的过度保护也给婴幼儿生长发育带来了较大负面影响。坐电梯代替走楼梯，出行工具由私家车代替自行车和步行，声、光、电玩具和电子产品替代了沙子、泥土、捉迷藏等游戏，婴幼儿出现在公共社交环境中的机会越来越少。家中的玩具堆积如山，可孩子仍然需要购买新的玩具来激发其新鲜感。这些都是由于照护者在过度消耗养育成本和养育资源。

除此之外，对于家庭养育，一定要进行综合考量，包括对照护者、养育环境、养育方法的考虑，同时也需要充分考虑婴幼儿的生长发育特点，结合实际发育水平，尽早对发育偏异儿童及家庭养育环境不良儿童进行排查，听从专业机构给予的建议和指导。

（五）儿童出现发育偏异的主要因素

婴幼儿时期的生长发育受限并不少见，越来越多的婴幼儿在自我能力发展方面出现很多挑战，这种挑战可能来自胚胎自身的发育问题，也有可能源自照护者、教养环境等，但通常来说应该是以上多方面共同作用的结果。下面就婴幼儿常见的发育问题进行简要叙述。

1. 与婴幼儿胚胎发育出生缺陷相关的疾病

与婴幼儿胚胎发育相关的常见的神经系统疾病包括神经管缺陷、脑膜膨出、先天性脑积水等。以上问题属于胚胎发育中的结构问题，可以通过定期的产前超声检查来判断是否需要及时终止妊娠或者采取其他必要的手段。同时在孕前、孕早期补充充足的叶酸也可以有效地预防神经管畸形的出现。

与循环系统相关的出生缺陷，如室间隔缺损、房间隔缺损、动脉导管未闭、法洛四联症等。这些疾病具有一定的遗传倾向，也属于先天的结构问题，需要依据产前诊断结果给予相应的处理，可以选择终止妊娠或采取出生后手术治疗。

与消化系统相关的疾病，包括食管闭锁、先天性巨结肠、先天性肥大性幽门狭窄、腹股沟疝、肠套叠等，都需要后天进行手术治疗。如果家长发现婴幼儿出生后唾液分泌过多、首次排便延迟或顽固性便秘、呕吐、哭闹，或体位改变时腹部有肿块隆起等症状，需要及时到医院就诊。

与泌尿系统相关的畸形，如先天性肾积水、尿道下裂、隐睾或两性畸形等，需要结合当时的体征以及家属的愿望确定相应的手术时机，安排对应的诊疗。

与骨骼、肌肉系统相关的缺陷包括多趾（指）畸形、先天性肌性斜颈、先天性髋关节脱位、先天性马蹄足内翻、漏斗胸等，除先天性髋关节脱位需要尽早识别干预、可避免手术外，其余问题可以通过矫形手术来干预。一般先天性髋关节脱位的最好干预时机为 3 岁以内；对于 6 个月以内发现的患儿，可以采用支持性保护袋进行姿势固定；对于 6 个月以上、3 岁以内的患儿，需要进行石膏裤固定；3 岁以上的患儿，手法复位失败导致再脱位或前倾角过大的患儿，需要给予手术治疗。因此，家长对于先天性髋关节脱位的孩子一定要尽早干预，如发现异常要及时进一步诊断排查。因为体位的固定对婴幼儿后续的发展会产生较大的影响，如运动、认知、社交等，对婴幼儿安全感的建立和同母亲之间的依恋关系也会产生较大的影响，且这种影响随着年龄的增加，弥补、修复所需要的成本会越来越高，甚至造成终身缺陷。所以家长在进行上述治疗时，要注意孩子其他方面的发展，不能偏废。

颜面部、体表、颈部常见的出生缺陷包括腭裂、唇裂、甲状舌管囊肿和瘘、血管瘤等。唇裂儿要在6个月以内尽早进行手术治疗，并且尽量恢复唇、鼻的正常功能和形态，但是对于腭裂儿来说，一般以2岁左右进行手术为宜，且需要注意患儿的吞咽和发音功能。血管瘤的处理要遵医嘱，一般毛细血管瘤有可能自行消退，如无明显增大，可予以随访观察，但是如果血管瘤影响到相应的功能或者外观呈现草莓状、海绵状或混合型血管瘤，应该尽早手术切除。甲状舌管囊肿和瘘需要控制炎症后尽早切除。

2. 与婴幼儿发育偏异相关的障碍和问题

婴幼儿时期是儿童早期发展过程中的关键时期。婴幼儿的器官和系统的发育存在阶段性和不平衡性，因此很多婴儿出生后器官和系统正常，但是并不代表日后不会出现问题，需要通过儿童保健网络不断地观察和随访，在相应的时机给予排查，及时发现问题，尽早介入干预，为后续发育赢得尽可能多的时间。例如，认知落后、社交受损、运动障碍、注意力缺陷、交流障碍等都归结于行为障碍，这些症状在婴幼儿时期即可识别。一般家长会在孩子2岁左右发现其不同于他人，当然也有很多家长在孩子入幼儿园时才会发现，更有甚者在小学阶段才识别出来，这是非常遗憾的。

对于早期发现并被识别的问题，可以通过多种介入手段进行干预，包括早期教育课程、运动康复、认知康复、语言康复、作业治疗、行为矫正、居家干预、药物治疗等。多方面的协作干预，为患儿后续发展赢得尽可能多的时间。对于一些中重度发育迟缓和精神发育迟滞患儿，要尽早进行功能训练，给予以任务为导向的训练和治疗，进而提高患儿日后成年期的生活质量；对于一些肢体残疾或者残障儿童，要给予辅具和康复资源的支持及康复政策的倾斜，为患儿日后的生活尽可能提供相应的保证。

3. 与儿童生长发育相关的疾病

体格生长发育偏离对儿童来说是常见的，2岁以内以营养调控为主，一般每年身高（长）增速大约25 cm，2岁以后促生长素轴调控开始启动，每年的增速5~7 cm，如果婴幼儿的身高（长）年增长速度低于4 cm则被称为生长发育迟缓。生长发育迟缓的定义是指在相似的环境下，身高（长）小于同种族、同年龄、同性别儿童身高（长）正常参照值的中位数减去 2 个标准差，或低于正常生长发育曲线第 3 百分位数者。

与儿童矮小相关的疾病原因是非常复杂的，其中，遗传因素、体质差和生长发育延迟、营养不良、慢性系统性疾病、宫内发育迟缓、内分泌疾病、染色体异常、骨发育不良、精神因素等最为常见，因此，对婴幼儿的身高（长）、体重进行监测是非常必要的。除疾病的监测以外，照护者还需要注意婴幼儿身高（长）的增长速度是否和骨龄增长速度相匹配。如果婴幼儿出现生长发育过快，考虑可能是透支了骨龄，造成提早生长，这样可能导致对婴幼儿日后的成年身高造成影响。体重、睡眠、维生素、骨强度等多个方面都会对婴幼儿的身高（长）增长造成影响，因此照护者一定要保证婴幼儿合理的入睡时间，且有充足的睡眠，适度控制体重增长的速度，确保骨骼的强度以及维生素的摄入等。一旦发现骨龄有提早发育的可能性，要及时到儿童的身高管理门诊进行相应的干预治疗。

4. 与围生期相关的影响婴幼儿生长发育的高危因素

在婴儿出生之前，遗传因素、胎儿发育以及孕妇孕期的状况都会对婴幼儿的生长发育产生影响。例如，在孕早期接受过辐射暴露、病毒感染和特殊药物，以及孕妇的多次人工流产、吸烟饮酒、慢性病、高龄等问题，都是影响婴幼儿的生长发育的高危因素。

如果婴幼儿在宫内存在发育受限、缺氧窒息史、胎盘发育不良、脐带异常、羊水浑浊、多胎，以及低出生体重、巨大儿等高危因素，同样会对婴幼儿的发育造成不良的影响。

出生后，婴幼儿发生中枢神经系统感染、中毒、外伤、缺氧缺血性脑病、婴儿痉挛症、颅内出血、染色体异常、脑发育不良等问题，将会直接影响日后的生长发育，很可能这种影响是伴随终生的。

因此，如果婴幼儿存在以上高危因素，一定要尽早到专业的保健机构进行定期体检，密切监测发育状况，一旦出现问题，尽早干预。表 1-2 是对婴幼儿出生前、围生期、出生后的高危因素的小结。

表1-2　不同时期婴幼儿生长发育高危因素

出生前	围生期	出生后
基因异常或染色体异常	胎龄小于37周或大于42周	新生儿呼吸窘迫综合征
理化因素：X线暴露、一氧化碳中毒等	出生体重小于2 500 g或大于4 000 g	缺氧缺血性脑病
感染因素：巨细胞病毒、风疹、梅毒、弓形体病毒等	双胎、多胎、异常产	婴幼儿期脑部感染
胎儿期缺血缺氧、胎盘异常	产程过长、急产、窒息等	吸入性肺炎、败血症
孕妇不良妊娠史、贫血、妊娠期中毒等	胎位不正、脐带过短	新生儿惊厥

5. 孤独症谱系障碍与生长发育

孤独症谱系障碍的基本特征是社会交往的持续损害，受限的、重复的刻板行为、狭窄的兴趣面或刻板的活动模式。这些症状都会在儿童早期出现，并限制或损害日常功能。最新研究表明，孤独症的患病率为1/59，其中男孩的患病率约为女孩的4.5倍。大约在1.5岁时，有一些简单的工具可以对婴幼儿的孤独症倾向进行筛查，最终的确诊需要结合专业的行为观察和工具，由两名专业的精神科医生来完成。

孤独症的发病症状通常是在2~3岁被识别出来，如果是非常典型的患儿，症状可能在2岁以前就被发现。孤独症谱系障碍的预后通常较差，许多孤独症个体即使不合并智力发育障碍，在测评其独立性和接受有报酬的工作时，也会表现出较差的心理社交功能。

通常情况下，临床医生需要将孤独症谱系障碍同雷特综合征、选择性缄默症、语言障碍、社会交往障碍与智力障碍等进行相应的鉴别诊断。孤独症的发病机制尚不明了，目前还未发现针对该障碍的特效药物。要提高孤独症个体的自理、自知、社会交往及语言等日常生活能力，特殊教育统合训练是重要的手段之一。

二、婴幼儿心理发展概述

（一）婴幼儿心理发展的基本特点

从个体差异性的角度来看，婴幼儿个体的心理发展有早晚、快慢之分；但整体上看，其心理发展的过程总会依循一定的规律。概括而言，婴幼儿心理发展的过程都是从简单、具体、被动、无意、零散等方面逐渐向着复杂、抽象、主动、有意、系统等方面发展的。在一定的社会和教育条件下，婴幼儿所表现出的特定心理年龄特征通常具有一定的稳定性，即处于同一年龄阶段的每个儿童所具有的心理发展基本特点大致相同。

1. 新生儿（出生至 28 天）心理发展的基本特点

新生儿只有最简单的感知活动，他们的生理和心理活动很难清楚地区分开。然而，人类特有的复杂的心理活动是从这一早期阶段开始发生、发展的。

新生儿首先需要适应出生后的宫外生活，而感知觉则是他们认识世界、了解周围环境的重要途径，也是人生最早出现的认知过程。研究表明，新生儿出生后就已经具备了人类的基本感觉和知觉，如视觉、听觉等。他们对身体位置和机体状态的变化也有了感觉。

新生儿虽不会说话，却能够表现出一系列与语言相关的活动，这是为后期言语活动所做的准备。例如，他们首先学会分辨言语声音和其他声音，并表现出"言语声音偏爱"，这正是在为语音知觉能力做准备。而他们的发音是从反射性发声即哭开始的。通过不同音长、音量和音高的哭声，新生儿能够有效地传递他们的生理和心理状态，表达他们的不同需求。所以，哭声既是他们最初的和主要的发音、言语准备标志，也是一种早期的言语交际行为。

当然，除了哭之外，新生儿最原始的情绪反应还包括静、舞动四肢等。他们所表现出来的原始情绪反应与生理需求是否得到满足直接相关。这些原始情绪是通过遗传的本能与生俱来的，是本能的情绪反应。在出生一段时间后，随着成熟和后天环境的共同作用，情绪也在不断分化，但总体来说新生儿的情绪反应是比较泛化的。

另一项从出生起就具备的能力是注意，主要表现为无意注意。受生理发展的限制，新生儿的注意更关注形体的局部轮廓和外周。即使是出生几天的新生儿，也会因为对多次出现的图形产生"习惯化"而失去兴趣。当"习惯化"之后再呈现另一种新的图形，他们又会重新表现出兴趣，产生"去习惯化"。这也是他们早期记忆的一种表现形式。除此之外，最初条件反射的建立也标志着新生儿具有记忆的能力。

2. 0~1岁婴儿心理发展的基本特点

本阶段的婴儿已经开始表现出一些更为复杂的心理活动，包括感知觉、前言语、注意、记忆、情绪情感交流和社会化等。与前一阶段相比，婴儿在本阶段的认知和心理活动的复杂程度也逐渐增强。

在感知觉方面，这一时期婴儿的主要特征为：视敏度和颜色视觉逐渐趋于成熟；能够辨别不同的声音，并对某些声音表现出明显的偏爱；能够利用各种触觉进行探索；逐渐发展形状知觉、大小知觉和深度知觉。此外，1岁以前也是婴儿建立健全前庭神经系统及良好本体感觉的关键时期，婴儿期的发展状况直接影响到视觉、听觉等感官系统的发育，并对其今后的感觉统合起着至关重要的作用。

由于正处在前言语时期，婴儿在此阶段的主要发展任务是为正式的口头语言做准备。具体来说，他们主要进行发音、语音理解和言语交际能力三方面的准备。虽然在各方面的发展相对较为缓慢，但是他们在这一阶段末期已经能够开始模仿成人的语音进行"学话"了；能够把词语逐渐从符合的情境中分离出来，理解一些语词的意义；能理解言语的交际功能，并借助前言语和体态行为与人交往，发展起真正的言语交际能力。

除了言语，情绪也是婴儿进行人际交流的重要手段，它比言语交流开始得更早。随着年龄的增长，婴儿的情绪开始从简单的原始反应迅速进入社会化进程中，能够表现出一些"心理—社会"含义。例如，4个月的婴儿会通过哭泣来吸引成人的关注。婴儿的情绪分化和体验也开始丰富起来，包括兴趣、快乐、愤怒、悲伤和恐惧等，出现的频率和程度都在逐渐增加。年龄稍长的婴儿开始建立起亲子依恋关系，而通过与成人之间的情绪情感交流，他们还能够进一步获得经验、发展认知能力及个性。

在人际交流方面，本阶段的婴儿开始表现出一些亲社会行为——主要体现在对他人情绪及情感激起的反应和区分他人不同情感表现的能力。当他们看到熟悉的脸孔时，会开始出现"有选择的社会性微笑"；反之，对不熟悉脸孔则较少做出微笑反应。5～6个月时，婴儿会开始"认生"，即对陌生人的接近感到不安，只愿意接近熟悉的成人。这一现象既是社会性发展的表现，也是记忆过程中的"再认"。随着年龄的增长、经历的丰富和认知与社会技能的提高，他们的交往对象从父母和家人扩展到同伴等其他人，婴儿开始学着对同伴表现出注视、微笑等，但互动仍多以物体为中心。

当然，婴儿除了喜欢熟悉的人之外，还喜欢熟悉的事物——反复多次接触的事物更容易被记住，这也是记忆的早期表现。随着年龄的增长，他们对信息的保持时间逐步延长，对特定经验的"编码"越来越多，对周围环境中的精细特征也会越来越敏感。7个月后开始寻找从视野中消失的物体，9个月后能够在实验室条件下表现出延迟模仿，这些都标志着婴儿回忆的萌芽。

1岁前婴儿仍处于无意注意阶段，虽然他们的注意很不稳定，但发展出了注意的选择性，例如，更偏好复杂的图案。随着婴儿的生理成熟，注意的制约性越来越小：逐渐从关注形体的局部成分转到关注形体比较全面的轮廓，而经验的增加则使他们对熟悉的事物更加注意。

虽然婴儿的思维还未发生，但是也已经具备了一些基本的思维能力，包括对图形的辨识能力、简单的类比推理及直觉行动思维。

3. 1～3岁幼儿心理发展的基本特点

1～3岁幼儿处在语言、感知觉等多方面发展的关键期，同时也会经历人生第一次较为重大的转折。这一时期的幼儿在各方面的能力都较前一阶段有着明显的发展和进步。

感知觉方面，婴幼儿的视敏度大约在2岁时接近成人水平，3岁左右开始能够初步辨认一些基本的颜色；听觉，特别是言语听觉能力逐渐发展；利用触觉进行进一步的探索；痛觉感受性逐渐增强；身体运动意识也开始逐步产生和完善；喜

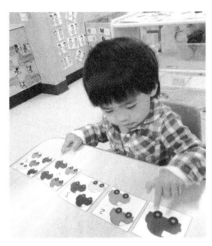

图 1-7 一名 25 个月的幼儿在学习

欢通过被旋转或晃荡来感受对平衡器官的刺激；2~3 岁的幼儿已经能够辨认出周围常见的物体，但尚无法知觉到复杂图形和相似图形间的细微差别；虽然不能够准确地说出图形的名称，但在 3 岁左右就可以用生活中熟悉的名称去命名图形。此外，本阶段幼儿还发展着大小知觉、上下方位知觉以及初步的时间知觉（见图 1-7）。

1~3 岁是幼儿的语言真正形成的时期，也是语言发展最为迅速的时期。随着他们在语音、词汇、句法和口语方面的学习和经验积累，他们已经开始从模仿发音（约 1 岁）发展到能初步掌握本民族的口语（约 3 岁）。本阶段幼儿在语言方面典型的发展表现为：语音发展实现质的飞跃，词汇量突飞猛进，句法复杂程度提高，口语逐渐从不完整句阶段发展到完整句阶段。

与语言发生的时期基本一致，2 岁左右也是幼儿思维发生的重要时期。这一时期，幼儿在分类、推理以及直觉行动思维方面都有所发展。而随着大脑皮层的成熟，他们开始表现出想象的萌芽和发展。约 2 岁时，幼儿就可以用想象来进行一些象征性的游戏活动。

游戏活动同样也是促进幼儿与人交往的一项重要手段。2.5 岁后，幼儿的自我中心性明显减少，开始学会同父母或成人进行协商与合作。他们在情绪中的交往成分逐渐增加，即"社会性微笑"增多。此外，他们还能够用表情去影响别人，并且学会在不同场合使用不同的方式去表达情绪。在这一阶段（2 岁左右），幼儿会经历一定程度的情绪分化，对于情绪的体验也更加深刻和复杂。除了情绪表达和体验之外，他们对于情绪的自我调节能力也逐渐增强。但总体来说，幼儿都是活泼好动的，他们的自制力较差，也容易受到暗示，喜欢对他人进行模仿。

3 岁左右，幼儿开始表现出最初的性格差异，这与亲子互动和先天的气质类型息息相关。此外，他们开始喜欢与同伴交往，并且在语言交流和运动能力得到发展的前提下逐渐增加与同伴互动的次数和时间，参与更多的社会性游戏。

这一阶段中还有一项里程碑事件，即客体永久性的建立。如果说 1 岁以前婴儿的记忆主要依赖于与事物的反复接触，那么在 1～3 岁，他们已经逐渐发展起记忆简单事件的能力。这一阶段儿童记忆的发展有三个特征：第一，开始遗失婴儿期的记忆；第二，形成自传体式记忆；第三，逐渐从无意记忆（1～2 岁）发展到能进行明显的回忆（2～3 岁）。而回忆的发展，除了标志着幼儿记忆的发展，也与其言语能力发展有关。

同样受到认知、语言发展和表象影响的还有儿童的注意。客体永久性的建立表明他们能够将过去感知的事情在头脑中进行再现，此外，他们能够注意到别人说出的物品的名称，甚至在 1.5 岁之后开始可以集中注意，从事看书、看电视、听故事等活动。虽然幼儿的注意还是以无意注意为主，但是注意的时间逐渐延长，注意到的事物也更加丰富了。

（二）影响婴幼儿心理发展的主要因素

婴幼儿个体间大致相似的发展顺序和发展趋势为婴幼儿心理学的研究提供了可能。和生长发育方面较为相似，婴幼儿心理发展的过程也会受到生物因素和环境因素的共同影响。

1. 生物因素

（1）遗传因素

遗传是一种生物现象，生物通过遗传可以将上一代与生俱来的机体形态构造、感官特征和神经系统的机能与结构等生物特征传递给后代。遗传因素是婴幼儿心理发展的物质前提。一些关于双生子的研究发现，具有共同遗传素质的人在智力、性格等方面的相似度要远远高于那些没有共同遗传素质的人。这就证明了遗传为婴幼儿心理发展的个体差异奠定了生理基础。

优生学创始人高尔顿（Francis Galton，1822—1911）提出了"遗传定律"和"遗传决定论"，他认为遗传性 1/2 来自父母，1/4 来自祖父母，1/16 来自曾祖父母，因此，遗传对儿童的智力和品质起着决定性的作用，心理发展是先天遗传的自然展开，环境和教育的作用仅仅是引发而非改变。单纯的"遗传决定论"认为人的发展是由人的天性决定的，这种观点过分强调了生物的遗传作用，而忽视了成长环境对人的生长所产生的重要影响。

（2）生理成熟

除了遗传之外，生理的成熟也深刻影响着婴幼儿的心理发展。所谓生理成熟是指身体的各个器官在形态、结构和机能方面的发展达到完备状态，最终停止生长。对于婴幼儿来说，他们身体各部分和器官的结构和机能也从出生起逐渐生长和发展，而这种逐渐成熟的过程，特别是脑的发展，与他们的心理发展有着密切的关系。

心理发展的顺序受到生理成熟顺序的制约。例如，婴幼儿生长发育的基本顺序是从头到脚、从中轴到边缘，而他们的动作发展顺序也与此保持一致。生理解剖学的研究发现，人的脑和神经系统发育最快的时期是人出生后的最初6年，以后发育速度逐渐放慢。同样地，淋巴系统的发育速度也呈现出先上升后下降的趋势。在3岁之前，骨骼、肌肉等方面的发育速度也是极快的。可见婴幼儿的生理发育有着一定的顺序和规律，而这些都影响着婴幼儿的心理发展顺序和规律。

生理成熟对婴幼儿心理发展影响的另一方面，体现在婴幼儿大脑的成熟和发育对其心理发展的直接影响上。人脑是心理活动的主要器官，心理活动是脑的机能，因此，脑的结构和机能的成熟度直接制约着婴幼儿的心理发展。例如，新生儿期脑的质量只有成人的1/3，约390 g，大脑的发育和沟回都不明显，大脑皮层上的神经细胞体积和神经纤维的长度、分支均不发达，他们的生活主要受到皮下中枢的调节，大脑皮层的抑制机能还比较弱，导致新生儿的认知活动处于低级水平。到3岁以后，幼儿的脑质量达到成人脑重的2/3左右，质量为900~1 011 g，大脑皮层细胞机能的分化已经基本完成，大脑皮层的抑制机能也得到了一定的发展，所以幼儿睡眠的时间逐渐减少，清醒的时间逐渐延长，从而就有更长的时间对周围的环境和事物进行探索了。

由此可见，婴幼儿的生理发育水平不仅制约着心理发展水平，而且心理发展规律在一定程度上也受到生理发育规律的制约。遗传因素和生理成熟共同为婴幼儿的心理发展提供了自然基础和物质前提，但是并没有任何一种因素的影响是绝对的。要知道，在这样的前提和基础之上，还需要通过环境和教育来帮助这些潜能转变成现实。换句话说就是，需要通过环境和教育的作用来促使婴幼儿的心理得到真正的发展。

2. 环境因素

环境是指围绕在人们周围的客观世界，它包括自然环境和社会环境。每个人出生之后都会生活在特定的环境中，环境中所蕴含的丰富的刺激为人的心理活动提供了充分的可能。单纯的"环境决定论"以洛克（John Locke，1632—1704）的"白板说"为哲学基础，该学说认为人出生时的心灵像白板一样，一切观念和知识都是外界环境在白板上留下的痕迹，而最终都源于外部经验和内省的经验。行为主义心理学的创始人华生（John Broadus Watson，1878—1958）的经典论述是："给我一打健康的婴儿，一个由我支配的特殊的环境，让我在这个环境里养育他们，我可担保，任意选择一个，不论他父母的才干、倾向、爱好如何，他父母的职业及种族如何，我都可以按照我的意愿把他们训练成为任何一种人物……医生、律师、艺术家、大商人，甚至乞丐或强盗。"这也是比较典型的单纯"环境决定论"所持的观点。

的确，缺少环境的刺激，生物因素将无法发挥作用，而心理活动和发展也将无法产生。即使是在遗传和生理上具有共性的个体，当他们在不同的环境中成长起来时，他们的思想、个性和行为方式等方面也会表现出显著的差异。双胞胎的遗传基因可以说是最相似的了，特别是同卵双胞胎，但在不同环境因素的刺激下，即使是同卵双胞胎也会发展出迥然不同的性格特质，甚至是拥有不同的人生轨迹。

（1）自然环境

自然环境中，例如，空气中的负氧离子、过大的噪声和污染等都会对婴幼儿的身心发展产生影响。除此之外，气候、地理等环境条件也会通过影响人们的生活习惯、饮食偏好等方式来影响人的心理发展。但是相比较而言，社会生活环境所产生的影响更为重要。

（2）社会生活环境

首先，很多研究和事实表明，婴幼儿心理发展的很多关键期都在婴幼儿期，如依恋关系的建立。"依恋理论之父"约翰·鲍尔比（John Bowlby）曾经对自幼流离失所，辗转于不同收养机构和领养家庭的儿童进行了一项追踪研究，结果发现他们到了青少年期会表现出情感缺乏，难以与他人建立亲密关系，社会性功能混乱。也有研究者发现，即使婴儿1岁时生活在照顾质量高但职员更换频率很高的收养机构中，如果在2岁时被收养，他们依然能够和养父母建立起安全型依恋关系；然而，如果8岁甚至16岁以后再被收养，这些儿童则会表现出一定程度的人际关系困难。①

其次，婴幼儿的智力水平和精神面貌在不同的社会时代也会表现出一定的差异。例如，受到社会生产力发展水平的影响，现代社会中婴幼儿的生活环境变得更加复杂和多元化了，而人们也开始感受到婴幼儿似乎比以前更加"聪明能干"了。

（3）教育因素

除了社会生活环境之外，还有一项不可忽视的因素，即教育因素，影响着婴幼儿的心理发展。如果说生物因素为发展提供了可能性、社会生活环境为发展提供了条件，那么后天的教育和训练则为婴幼儿的心理和天赋得到充分的发展提供了保障。教育对于婴幼儿心理发展的作用主要体现在家庭教育、保教机构教育和同伴关系这三个方面。

拓 展 阅 读

婴儿言语发展的文化和家庭差异

在每种文化和每个家庭中，婴儿听到的面向儿童的言语差异很大。有的父母对婴儿了如指掌，会教他们用于沟通的手语，能对婴儿打嗝、放屁等的每一个声音做出反应，似乎这些声音都代表婴儿有话要说。另一些父母则与婴儿交流的口头言语少得多，而较多地使用姿势、触摸和声调，

---

① Hodges J & Tizard B，"Social and Family Relationships of Ex-institutional Adolescents"，*Journal of Child Psychology and Psychiatry*，*and Allied Disciplines*，1989，30（1），pp.77–97.

拓展阅读

常常说"安静"和"不行"，而不教婴儿词汇。5个月大的婴儿喜欢经常跟他们说面向儿童言语的成人，即使那些成人暂时沉默，婴儿也喜欢他们。显然，就像婴儿只要有能力就想尽快掌握动作技能一样，他们也愿意跟着最好的老师学习语言，只要有这样的老师。

有一种观点认为，对儿童应该"多看而不是多听"，这和多数看重亲子沟通的美国家庭不同。

——摘自［美］凯瑟琳·史塔生·伯格尔：《0～12岁儿童心理学（第6版）》，陈会昌译，200页，北京，中国轻工业出版社，2016。

家庭教育是婴幼儿出生后最先接触到的教育，而父母是他们的第一任老师。家庭中的生活方式、物质条件、文化素养、教养观念和亲子关系等都会对婴幼儿的心理发展产生直接、深刻的影响。研究表明，家庭中有组织和刺激丰富的环境，来自父母的鼓励和父母对孩子需要的敏感程度，父母在孩子教育过程中的情感参与，以及父母是否经常与孩子交谈都是预测儿童早期智力和语言技能发展的重要影响因素。[1]对于个体而言，积极的亲子关系不仅有助于他们早期阶段的发展，还能够使他们终身受益。通过与父母之间的积极关系，他们能够学会信任他人，敢于在今后的学习和生活中接受挑战等。

资源链接

想了解更多关于"父母即教师"项目（PAT）的发展及效果评估，请扫描文旁二维码。

---

① Totsika V & Sylva K, "The Home Observation for Measurement of the Environment Revisited", *Child and Adolescent Mental Health*, 2004（9），pp.25–35.

　　保教机构教育是婴幼儿离开家庭、接触社会的最早的教育机构。一般而言，保教机构是为儿童进行教育的专门机构。保教机构教育是指保教机构的教育工作者有目的、有计划地采用多种形式引导儿童进行生动、活泼、自主活动的过程。这既可以降低个体心理发展的自发性和盲目性，又可以增强个体心理发展的自觉性和目的性，对于个体的发展起着重要作用。对于大多数婴幼儿来说，在教育的过程中实施专业教育工作者们基于观察而科学设计和制订的活动计划，能够有针对性地促进他们的发展，做到"因材施教"；而对于那些有部分缺陷或处境不利的婴幼儿来说，尽早施加教育干预或训练有助于弥补和改善他们在身心发展上的不足。

　　美国国家儿童保健和人类发育研究所（NICHD）发起的一项关于早期儿童教育机构质量及其影响的长期追踪研究结果表明，高质量的保教机构对儿童的发展有着多方面的积极影响："达到高质量标准的机构，其中的儿童在认知语言、社会行为、情感发展和与父母的关系，以及健康和身体发展四个方面，均表现更佳。当研究者在统计上控制家庭收入和母亲对孩子的反应敏感度等变量时，这些结果依然成立。"[①]而在保教机构中，教师的素质是影响婴幼儿个体身心发展的重要因素，所以，教师的个性品质、教学意识、对工作和婴幼儿的热爱以及职业素养等都通过师幼互动的过程，对婴幼儿的心理发展产生着重要的影响。

　　此外，婴幼儿在保教机构中除了接触教师之外，还会接触到同伴。因此，他们也面临着社交圈的变化和扩大。随着年龄的增长，他们的认知能力和社会交往能力等都会逐渐增强，特别是进入保教机构之后，他们在教师的引导下更加乐意和渴望与同龄的儿童交朋友。同伴关系也是婴幼儿社会化、人际关系形成和心理发展的重要途径。

3. 生物因素和环境因素的相互作用

　　虽然生物因素和环境因素都对婴幼儿的心理发展产生着重要的影响，但是它

---

　　① NICHD Early Child Care Research Network, "Child Outcomes When Child Care Center Classes Meet Recommended Standards for Quality", *American Journal of Public Health*, 1999(89), pp.1072-1077.

们的作用是相互依存和渗透的，并不是孤立的。也就是说，并不存在单纯的"遗传决定论"和"环境决定论"。著名的认知心理学家皮亚杰（Jean Piaget，1896—1980）认为遗传因素和环境因素之间的作用并非各占若干比例或简单相加的关系，而是一种相互交织、渗透和影响的关系。

首先，遗传因素的作用受到环境的刺激而发挥作用。其次，环境因素对个体心理发展所产生的影响往往也会依赖于该心理特性或行为的遗传基础和生理成熟。由于个体心理发展的内部条件（遗传和成熟水平）不同，环境效应也就不同。最后，生物因素和环境因素对心理发展的共同作用在个体发展的不同阶段和不同领域产生着不同的影响。在发展的低级阶段，一些比较简单的初级心理机能（如感知、动作、基本言语等）受遗传与成熟的制约性较大；而较复杂的高级心理机能（如抽象思维能力、道德、情感等）则更多地受到环境因素和教育因素的制约。

三、生命早期健康理论与儿童早期发展

生长发育和心理发展是儿童早期成长发展的两条主线，也是照护者促进婴幼儿身心全面健康发展的共同基础。照护者只有正确地理解儿童早期发展的意义，才能真正成为婴幼儿身体和心理全面健康发展的促进人。

提起都哈（DOHaD）理论，大家并不陌生，其意指"健康和疾病的发育起源（developmental origins of health and disease）"学说。早在1995年，巴克（Barker）就提出了"成人疾病的胎儿起源（fetal origins of adult disease，FOAD）"假说，即著名的"巴克假说"。这一假说认为胎儿在孕晚期的营养不良，会影响到胎儿的生长发育，进而增加成年后冠心病的罹患率。同时研究表明，胎儿的低出生体重同日后罹患代谢综合征的风险密切相关，因此渐渐过渡到"健康和疾病的发育起源"学说。

随后生命最初的1 000天概念出现，即胎儿期和出生后的2年，是儿童营养不良干预的"窗口期"，这让人们不断地重视胎儿期的营养和出生后的养育问题。2010年4月在纽约召开的儿童早期营养国际高层会议，一致认可母亲和儿童是改善全球营养的关键，提出"1 000 天，改变人生，改变未来"。

儿童早期发展是指儿童的早期学习和教育，目的是保护儿童生存、生长、发育的权利，包括认知、情感和社会潜能发展。

目前世界上很多国家都把儿童早期发展作为重点研究内容。早在 20 世纪 70 年代，各国便开始关注儿童早期发展。1972 年新西兰跟踪婴儿成长，1993 年启动 3 岁前婴幼儿发展与教育的国家计划；美国自 1981 年提出教育从生命第一天开始，启动"父母即教师"项目，并在 47 个州普及推广；加纳开展"儿童不能等待"的早期发展项目，对 0~3 岁儿童进行系统教育，并且纳入国家行动计划。诺贝尔奖获得者、著名经济学家赫克曼（James J Heckman）通过多年研究得出一个著名的模型，即对儿童早期的投入回报率远远高于对成年期的投入回报率。

对于儿童早期发展的评估，需要较为长期的儿童发育状况随访，包括体质和运动发育、社会和情绪发育、学习能力、语言能力、认知和一般知识能力等。因此在儿童的生命早期，需要依据儿童的生长发育规律，给予婴幼儿更多的关注和早期发育促进，这对于提升全社会的认知能力和认知水平、提高劳动生产力后续储备能力都具有重要作用。

一个社会对妇女和儿童的关注程度越高，说明这个社会的文明程度越高，经济发展水平越高，因此不断提升儿童早期综合发展能力与水平，对提升全社会的整体发展具有重要的促进作用。

资源链接

想了解更多儿童早期发展经济回报的内容，可扫描文旁二维码，阅读资料《儿童早期发展的经济回报》。

◎ 本章小结 ◎

婴幼儿的生长发育是一个动态变化发展的过程，受到遗传、环境、营养等多方面的影响。不同年龄阶段婴幼儿各个系统及器官的发育都具有独特的规律。了解评价儿童生长发育的基本方法和步骤，关注家庭养育环境，规避发育风险，能够为儿童的早期综合发展打下良好的基础。特别提示，在综合评价婴幼儿的生长发育时，要把婴幼儿作为一个独立的个体，尊重其自身特点和客观的发育局限，使其在现有水平上获得最优的发展。

婴幼儿的发展是指婴幼儿在身体生长发育和心理各方面的综合发展，照护者应促进婴幼儿身体和心理全面健康发展。

婴幼儿心理发展遵循从简单、具体、被动、无意、零散等方面逐渐向着复杂、抽象、主动、有意、系统等方面发展的规律。0～1岁的婴儿在感知觉、前言语、注意、记忆、情绪情感交流和社会化等方面都有发生和发展。1～3岁的儿童在语言、感知觉等多方面处于发展的关键期。婴幼儿心理发展受到生物因素、环境因素及其相互作用的影响。

◎ 小任务 ◎

1. 请照护者使用正确的测量方法，为婴幼儿测量身高（长）、体重、头围。

2. 请照护者使用本章学习到的预警征象内容，为婴幼儿自行做初步发育筛查。

3.《星星的孩子》《海洋天堂》《雨人》《自闭历程》是四部经典的描述孤独症的电影，请任选一部电影进行观看，从中了解孤独症患者的表现。

4. 自然环境会对人的心理产生哪些影响？请你试着举1～2个实例。

5. 如果让你做出"打电话"的手势，你会怎么做？相信很多人会把手指比画成"六"，然后贴近耳朵说"喂"。试试看身边的幼儿会怎么做呢？他们是否会把手指并拢并且贴近耳朵说"喂"？结合本部分的内容试分析这说明了什么。

◎ 常见问题解答 ◎

问题1 我家的宝宝不会爬，但是已经会走了，还有必要练习爬行吗？

解答 首先，依照大肌肉运动发展顺序来看，孩子应该是先学会爬行，然后经历扶站、挪步、行走。

其次，从身体重心控制来看，爬行是对身体左右两侧重心的平衡及协调过程，行走则是身体垂直重心的控制和肢体双侧协调的过程。

对于儿童来说，学会更高级的动作之后，他们基本不会自主倒退回以前，进行上一阶段动作的练习，但爬行确实能对自身空间感、本位感以及中脑发育有较好的刺激。因此，建议照护者给婴幼儿创造一定的环境进行补偿练习。

问题2 孩子2岁了，为什么家长和孩子说什么他都能听懂，但孩子就是不会讲话？

解答 超过2岁的孩子仍然没有开口讲话，首先要就医。除了检查听力问题外，还要对孩子的语言理解能力进行评估。

同一个任务，孩子在家中可以听懂，但换一个环境就不再执行指令时，首先要考虑孩子是否真正理解指令本身，或者是在家中除语言提示外，给予姿势动作的引导，使孩子形成了条件反射。

另外，还应考虑孩子当天的状态和社会适应性问题。

如果评估者测试多次，孩子仍然处于不执行指令的状态，或者在执行指令过程中，仅听从主要照护者的指令等，都说明孩子的语言理解能力出现了问题，需要进一步排查病因。

问题3 为什么孩子体检时各项生长发育指标都很好，但是到了幼儿园，老师反馈孩子的问题就逐渐多起来？

解答 首先，3岁以内的婴幼儿处于散居状态，家长普遍认为自己的孩子非常优秀，因为没有与同龄儿童的长时间比较，所以基本上只看到自己孩子的优点。

其次，一部分家长仅重视营养学指标，忽略发育行为指标。例如，有一些家长非常不重视孩子的大运动、精细动作、语言等方面的发育落后，认为孩子长大一些就好了。这种观点是错误的。对于城市儿童而言，营养性问题已经不再是儿童保健领域中的首要问题，运动不足、家庭养育环境不良则是需要家长引起重视的问题，且年龄越小，纠正起来的时间成本和医疗成本越小，因此需要家长高度重视儿童幼年时期的发育行为检查。

第二章 胎儿和新生儿的生长发育

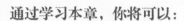

通过学习本章，你将可以：

1. 了解胎儿和新生儿的发育关键期。

2. 领会孕妇的体重控制和运动原则。

3. 掌握基本的新生儿生长发育保健要点。

4. 能够运用上述理论知识指导新生儿保健工作。

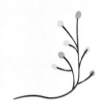

　　根据都哈理论和生命最初的 1 000 天理论可知，胎儿期是非常重要的时期，对于提升婴幼儿时期生长发育潜能、预防成年期慢性病、提升社会生产力具有重要的促进作用。因此，人们要想做好婴幼儿时期的养护和照料工作，需要了解更多关于胎儿期及新生儿期的生长发育规律内容。

一、胎儿期是脑发育的关键时期

　　很多孕妇都会有这样的困扰，因为不知道自己已经受孕而使用了药物，非常担心对胎儿产生不利的影响，甚至有很多孕妇在整个孕期都不敢使用任何药物，哪怕是贫血、甲状腺功能减退或者糖尿病，都不愿使用药物。这样的顾虑不仅不必要，而且是错误的。胎儿期各器官和系统发育都会有关键时期，且要客观应对疾病风险。例如，妊娠期贫血不仅会影响胎儿体内的铁储备，还会对婴儿日后的智力发育产生一定的影响；患有妊娠期糖尿病，如果不对血糖进行严格控制，会影响胎儿肺部的成熟，并且容易出现巨大儿，会对日后的分娩产生影响；甲状腺功能的异常与婴儿日后的智力发育有非常密切的关系，因此孕妇切记不可以执一而论，要听从医生的专业建议。

胚胎最初是以受精卵的形式进行细胞分裂的，大约发育至第2周时会形成3个胚层，即外胚层、中胚层和内胚层。其中，外胚层负责发育为皮肤和神经系统；中胚层发育为骨骼、肌肉和结缔组织；内胚层则发育为消化系统、呼吸系统和内分泌系统中的管道结构。也就是说，在这一时期，如果孕妇使用了酒精、遭遇了辐射暴露、使用了药物与激素等，危险性很高。因为这直接对胎儿及其基本发育造成影响。故有妊娠计划的女性，一定要在以上环节进行严格把控，不要给自己的孕期生活平添困扰。

神经管的形成和闭合需要3~7周的时间，因此在妊娠初期，孕妇通过服用叶酸，可以有效地避免神经管畸形的发生，怀孕最初2~3个月时，大脑半球和侧脑室开始分裂，胎儿面部逐渐形成，前脑发育，这一时期容易发生13-三体综合征、前脑无裂畸形等，因此在最初的8周，孕妇要格外注意环境因素对胎儿的影响。3~5个月时，神经元继续增殖，移行前胚胎的神经元分裂，这一时期容易产生小头畸形、胎儿酒精综合征等，酒精、辐射、宫内感染对胎儿的影响大。5个月时胎儿会对神经元进行选择性消除，这一时期容易发生的异常情况包括唐氏综合征（21-三体综合征）、脆性X染色体综合征、未成熟儿等，因此，孕妇在这一时期要保持适度的运动、充足的睡眠、良好的情绪，免受噪声、辐射等不良因素影响，确保胎儿正常发育。胎儿期大脑发育过程见图2-1。

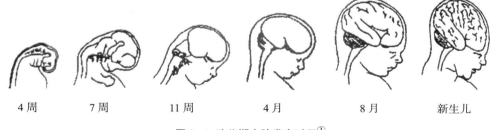

| 4周 | 7周 | 11周 | 4月 | 8月 | 新生儿 |

图2-1 胎儿期大脑发育过程[1]

---

[1] 黎海芪：《实用儿童保健学》，164页，北京，人民卫生出版社，2016。

胎儿出生后至18月龄左右，中枢神经系统髓鞘化过程基本完成。这一时期照护者要保证婴幼儿充足的营养和睡眠，给予良性刺激，促进中枢神经系统进一步发育，这一阶段容易出现室周白质软化、先天性甲状腺功能减退等问题。因此，孕妇如果出现甲状腺功能异常，一定要及时遵医嘱用药。孕妇的甲状腺功能可以直接影响到胎儿的甲状腺功能，进而影响到婴幼儿的智力发育。

另外，需注意胎儿的铁储备问题。新生儿最初4个月的铁储备，均源于母体。如果孕妇贫血严重，肯定会影响到胎儿日后的生长发育，因此不能机械地认为孕期不能用药，当然也要了解胎儿神经系统的发育过程，避免不良刺激，以免给孕期带来过多的困扰。

二、孕期营养及体重控制要点

由于新生儿的生长发育质量同其母亲在怀孕期间的营养及体重控制相关，因此，孕妇控制体重对降低胎源性疾病具有重要意义。

（一）孕妇体重增长要谨慎

孕妇控制体重增长的根源在于希望控制妊娠期并发症的发生，对于降低分娩风险、降低巨大儿的发生率、促进母婴健康具有重要的作用。众所周知，妊娠期糖尿病的发病率近年来增长迅速，空腹血糖应低于5.1 nmol/L，餐后1小时血糖应低于10.0 nmol/L，餐后2小时血糖应低于8.5 nmol/L，其中任何一项超标即需要控制饮食并定期监测血糖。孕妇的胎盘会分泌一种激素来对抗胰岛素的分泌，且孕妇本身对于营养素的需求就要高于常人，因此孕期进食过多，不利于糖的转化，非常容易发生糖尿病。这一疾病的后果就是影响胎儿肺的成熟，巨大儿的发生率增加，也会增加新生儿低血糖的风险，增加妊娠期分娩风险等。因此需依据孕前女性的身体质量指数（BMI）水平，对孕妇的体重增加进行严格限定。表2-1为美国医学研究院（IOM）提出的孕妇体重增长参考标准。

表 2-1 美国依据不同孕前 BMI 的体重增长推荐[①]

	孕前 BMI	总体体重增长范围 /kg	孕中晚期的体重增长（平均范围）/kg·W⁻¹
体重不足	< 18.5	12.5～18	0.51（0.44～0.58）
标准体重	18.5～24.9	11.5～16	0.42（0.35～0.50）
超重	25.0～29.9	6.8～11.5	0.28（0.23～0.33）
肥胖	> 30.0	5～9	0.22（0.17～0.27）

孕前不同 BMI 值的女性体重增长水平会有所不同，孕前 BMI 值越大的人，孕期体重推荐增长的空间越小，反之亦然。孕早期体重的增长速度要严格控制，一般 12 周之前体重增长不超过 1.3～2.0 kg，孕中期、晚期仍然要严格控制体重增长速度。

从表 2-2 可以看出，在怀孕的初期，胎儿的体重增长非常缓慢，20 周时胎重仅为 320 g 左右，但是很多孕妇由于对体重增长机制不了解，认为一个人吃、两个人补，再加上很多老人的传统习俗，导致孕妇在怀孕初期就增长过多的体重，实际上都是孕妇本身脂肪量的增加，无益于胎儿的增长，反而加重了妊娠期并发症的风险，这是非常不可取的做法。

表 2-2 不同孕周胎儿体重增长及身体特征[②]

孕周	头臀长 /cm	胎重 /g	身体特征
8 周末			头部发育明显，初具人形，心脏搏动。
12 周末	约 6	约 14	外生殖器发育，四肢活动，肠道蠕动，指（趾）可辨，心脏发育完全。
16 周末	约 16	约 110	器官基本发育，性别可辨，有呼吸样运动。
20 周末	约 25	约 320	全身覆盖毳毛，出现胎脂，开始吞咽和排尿。

---

① 杨慧霞、段涛：《健康与疾病的发育起源——DOHaD 在中国》，166 页，北京，人民卫生出版社，2013。

② 赵更力、周敏：《读懂你的宝宝——送给准妈妈的礼物》，北京，人民卫生出版社，2014。

孕周	头臀长 /cm	胎重 /g	身体特征
24 周末	约 30	约 630	各脏器均已发育，出现眉毛、睫毛、指甲，肺泡已发育。
28 周末	约 35	约 1 000	皮下脂肪沉积，全身覆盖胎脂，四肢活动好，有呼吸运动。
32 周末	约 40	约 1 700	皮肤深红、皱缩，面部毳毛开始脱落。
36 周末	约 45	约 2 500	皮下脂肪较多，面部皱褶消失，指（趾）甲已达指（趾）端。
40 周末	约 50	约 3 400	发育成熟，皮肤粉红，皮下脂肪增多，足底皮肤纹理清晰。

（二）孕妇控制体重的方法

1. 饮食控制

一般孕早期孕妇是很难有食欲的，因此，孕早期的饮食重点在于一定要食用主食，面食是很好的选择，同时家人应体谅孕妇的妊娠反应，不能过度地推荐孕妇食用油腻的东西，以及不考虑孕妇自身的食量。不是动物性食物才是最有营养的，主食对于孕妇整个孕期都是必不可少的重要营养来源。

孕中期孕妇的食欲会有很大的改善，因此，这个时候要想控制孕妇的体重是有一定难度的。《中国居民平衡膳食宝塔（2016）》推荐了孕期营养的摄入种类和数量，但是孕妇除此之外还要格外注意乳制品的摄入量，一般推荐孕中期孕妇每日饮用牛奶 500 mL，每日食用钙剂 600 mg，户外晒太阳的时间不低于 1 小时，这样可以防止孕妇骨钙水平的下降。专家建议孕妇最好事先了解一下自身的骨钙水平，根据情况增减钙剂。

孕晚期孕妇的子宫底逐渐上抬，会压迫到膈肌，同时，胃肠的蠕动也会受到一定的影响，因此，孕妇的食欲会较孕中期有所下降。少食多餐是一个不错的选择，一定不要强迫孕妇单次食用过多的食物，同时，要增加含铁丰富的食物摄入量。对于已经贫血的孕妇，需遵医嘱服用补铁剂。此外还需要增加钙剂的摄入量，中国营养学会建议妊娠期妇女膳食钙剂适宜摄入量为：孕早期 800 mg，孕中期 1 000 mg，孕晚期 1 200 mg。钙剂和补铁剂请分开服用，一般间隔 2 小时左右，且推荐小剂量、多频次摄入钙剂，这样更有利于钙的吸收。

2. 运动控制

美国运动医学学会（ACSM）的《ACSM 孕妇运动测试与运动处方指南》规定，孕妇的运动频率为每周至少 3 次，最好每天 1 次，中等强度运动较为合适（40%～60% 的储备摄氧量）。妊娠期疲劳程度可采用主观疲劳评定法进行评估。运动持续时间为每天至少 15 分钟，逐渐增加至每天至少累计达到 30 分钟，每周不低于 150 分钟的运动。活动方式以大肌肉群动力性、有节奏的体力活动为主，如步行等。

表 2-3　不同年龄孕妇活动时推荐心率范围

年龄 / 岁	心率范围 / 次·分$^{-1}$
< 20	140～155
20～29	135～150
30～39	130～145
> 40	125～140

对中国女性而言，运动频率、运动强度、运动时间可以酌情参考美国运动医学学会的标准，但是要有所调整。如果女性在孕前一直有良好的运动习惯，没有先兆流产、早产、脐带脱垂等不良状况，那么整个孕期都可以持续原来的运动方式，只需要注意避免屏气、过度牵拉、剧烈跑跳等动作即可。如果女性在孕前一点运动习惯都没有，那么她活动的主要方式应该从简单的家务劳动开始，进而过渡到户外行走，每次持续的时间一般为 20～40 分钟，以个人的主观感受为依据，身体发生不适要立即停止。运动方式优先推荐步行、孕妇体操等。

3. 孕期运动对胎儿的好处

运动可以从以下几个方面来促进胎儿的发育。首先，在运动过程中，羊水作为一种缓冲的物质，可以保护胎儿，而且通过孕妇体位的变化，不断地刺激胎儿本体感觉、位置感觉和平衡感觉的发育，这对胎儿感知觉的发展具有良好的促进作用。其次，规律的运动使得母婴形成一种良性的互动关系，尤其是在怀孕的中晚期，可以刺激胎儿生物节律性和睡眠觉醒周期的建立。最后，适度运动可以刺激孕妇的呼吸加深加快，增加机体的摄氧量，促进血液循环及营养物质的运输，有助于胎儿的生长发育。

综上所述，运动对胎儿的生长发育可以起到良好的促进作用，尤其是在孕中晚期，但需要在确保运动安全的情况下进行。孕妇的运动禁忌证包括先天性心脏病、心功能分级中度及其以上、妊娠期高血压、轻重度子痫前期、胎盘早剥、先兆流产以及过期妊娠等。孕妇及其家人应格外注意。

三、新生儿的生理特点

新生儿期是指自胎儿娩出后从脐带结扎开始，直至出生后 28 天。这一时期由于新生儿需要适应外在环境的变化，身体各方面机能尚未发育完善，是生命最为脆弱的时期。首先，新生儿体温调节中枢尚未发育完善，对于外在体温的感知能力较强，但是调节能力较差，因此照护者要十分注意新生儿的保暖。体温过低可导致新生儿硬肿病，体温过高可能导致新生儿脱水。这在早产儿和高危儿中尤其容易发生，因此照护者要注意适度保暖，保持环境温度舒适、恒定。

就消化系统来说，新生儿出生时肠道处于无菌状态，出生 2 天后出现双歧杆菌，7 天达到高峰，这一菌群为婴儿生长发育的优势菌，母乳喂养可以为菌群发育提供良好的环境，因此，新生儿期要大力倡导母乳喂养。当然，由于婴儿刚刚出生，消化道还未发育完善，贲门括约肌松弛，经常容易发生漾奶、吐奶的情况，在体检结果正常的情况下，造成这种情况的原因主要是奶量、体位变化等。奶量过多容易对婴儿的吞咽造成负担，过少导致婴儿吸入过多空气，衔接不良也会对母乳喂养造成影响。因此在新生儿喂养过程中，要注意婴儿的体位，掌握正确的母乳喂养衔接姿势，及时拍嗝。

婴儿出生时肾小球的过滤功能较差，在选用蛋白质、矿物质含量过高的乳制品喂养时，可能会对其肾脏造成一定的负担。如果在冲泡奶粉时没有按照要求进行调配，冲泡出来的乳制品也同样可能对婴儿的肾脏造成负担，特别是对一些早产儿、低体重婴儿、母乳喂养困难婴儿，需要小心喂养。

婴儿刚刚出生时，大脑皮层的兴奋性低，对外界的刺激反应易疲劳，以睡眠状态为主，且肌张力呈现过高的状况；大脑皮层下中枢兴奋性高，呈现蠕动样动作也属于正常现象。此时的体重增长速度最快，正常足月婴儿出生后第一个月体重增加不低于 600 g，一般可达到 1 000~1 500 g，身长增加 4~5 cm。

（一）新生儿期是儿童最脆弱的时期

新生儿期的 4 周是婴儿适应宫外环境非常重要的时期，因此，这也是个体生命中最为脆弱的一段时间。新生儿身体呈现头大、身长、四肢短的特点，俯卧位呈现头低臀高的特点。

新生儿出生体重为 3 000~3 500 g，当新生儿出生体重超过 4 000 g 时被称为巨大儿，可能由妊娠期血糖异常等原因造成，该病会增加孕妇分娩的风险，同时婴儿出生后发生低血糖的概率要高于正常出生体重儿。

由于宫内羊水的温度高于宫外环境温度，新生儿首先面临的困难就是要适应宫外温度，另外就是要对抗重力。少了羊水在宫内的挤压刺激，婴儿会觉得没有安全感。母亲和新生儿的皮肤接触，以及新生儿通过吮吸母亲的乳头觅食来获得相应的安全感。

随后新生儿可能会出现黄疸，这是由于体内的胆红素代谢堆积造成的。这些堆积的胆红素如果不及时排出体外，会对婴儿的神经系统发育造成一定的影响，因此照护者要十分重视婴儿的黄疸问题，需注意新生儿黄疸的鉴别和处理。从时间上说，正常足月儿于出生后 2~3 天出现黄疸，7 天开始消退，10~14 天消尽。早产儿黄疸则较为严重，可延长至 2~4 周消退。黄疸主要集中在面部、颈部，皮肤呈现浅黄色或者柠檬黄色，巩膜微黄，大便黄，尿黄但不染尿布，一般无须特殊处理。监测黄疸程度，对于较重者给予葡萄糖水或退黄药物治疗即可。病理性黄疸出现时间早，出生后 1~2 天内出现，迅速加重，消退超过 2 周，或者消退后复现。全身皮肤呈黄红色，手心、巩膜明显发黄，尿黄染尿布，有时大便发白，常有溶血、产伤、窒息、缺氧或者严重的肝胆疾患，需要尽早送医院治疗。

（二）新生儿期生长发育的保健要点

依据婴儿出生体重评估，可以将早产儿依据体重划分为超低出生体重儿（＜1 000 g）、极低出生体重儿（＜1 500 g）、低出生体重儿（＜2 500 g）。依据胎龄和出生体重的关系来划分，婴儿可以分为小于胎龄儿、适于胎龄儿和大于胎龄儿。依据分娩体重划分，超过 4 000 g 的新生儿被称为巨大儿。

对于出生体重小于 2 500 g 的婴儿来说，在生命的早期，营养问题是非常值得关注的。这些婴儿在生命的初期往往接受过不同程度的治疗，曾经有过母婴分离的经历，会对刚刚出生的婴儿造成比较大的创伤，没有安全感、易哭闹、拒绝触碰等各种问题会比较突出。因此，母乳喂养、皮肤接触是修复母婴关系、建立良好的母婴依恋关系的重要途径。

对于存在以上高危因素的婴儿，照护者要小心喂养，加大保健监测力度，特别要重视适度的体重追赶生长，不能因为是早产、低体重儿等问题就对婴儿给予过度喂养。这会对其日后的生长发育造成一定负担，并且为成年期的慢性病发生埋下隐患。

1. 新生儿的护理要求

新生儿的室温宜保持在 22℃ ~24℃，保持新生儿的体温在 36.5℃左右。冬季的室温可保持在 20℃ ~22℃，湿度以 55%~60% 为宜。尽可能把婴儿的头偏向一侧，双侧尽可能交换对称放置，尽早开始母乳喂养。喂奶时要适度清洁乳头，保持正确的衔接姿势，要让婴儿的口腔完全包住乳晕，不能因为疼痛和其他原因，让婴儿的口唇和乳房之间的接触面积过小，这样反而容易使乳头皲裂。

喂奶结束后要竖抱婴儿，轻拍背部，这样有利于婴儿排除吮吸进胃部的空气。理想的体重增长幅度应该是 15~30 g/ 天。早产儿也可以依据情况进行母乳喂养，必要时使用早产儿配方奶粉。在衣物的选择方面要尽可能宽松舒适，不要束缚婴儿，不能包"蜡烛包"。要勤观察婴儿皮肤褶皱处，如颈部、腋窝、腹股沟、脐部、臀部等。新生儿皮肤娇嫩，且体温调节中枢还未发育成熟，不适宜使用过烫或过凉的水清洁皮肤，也不可使用过硬的毛巾或衣物摩擦皮肤。

如果新生儿出现痤疮、马牙、上皮珠、乳房肿大、假月经、红斑、粟粒疹等，属于特殊的生理现象，一般不需要处理，万万不可擦拭、针挑或者挤压，以免出现感染。

新生儿的用具一定要煮沸消毒。新生儿要按时接种疫苗，同时谨慎使用药物，如有不适要前往新生儿科救治。在新生儿时期，母亲用药要格外注意，要考虑到新生儿各个器官和系统尚未发育成熟，有一些药物代谢可以通过乳汁进而间接对新生儿产生作用。

新生儿满月后如果体重增长不足 600 g，要到地段保健科接受儿童保健管理。

2. 抚触对新生儿生命早期的重要意义

新生儿时期，婴儿刚刚脱离温暖的羊水的呵护来到世间，首先要对抗的就是重力。在羊水中婴儿一直处于被液体挤压包裹的状态，温暖而舒适，初来人世间，首先感觉到的不适应就是挤压包裹感的丧失、光照的加强、对抗重力以及外界温度与湿度的变化，这都让婴儿感到不安。因此，不断地吮吸以及接近母体是一种本能的需要，不仅是生理上的需要，也是一种心理上的安慰。在这个时期，婴儿并不知道自己手脚的存在，认为自己身体的部分和周围的外在世界一样，并非属于自己。通过触碰自己的身体来获得一种自我存在的感受，是婴儿最初对感知觉系统发育的良性刺激。这种刺激是非常有效的，可以促进婴儿对自身远端肢体的自我觉察与支配，进而刺激大脑皮层，使其获得更加高效的发展。

由此及彼，触碰肢体是一种自我刺激、自我完善的过程，而抚触是一种外在的、友好的信号。母亲的双手是温暖的，在对婴儿每一寸肌肤的抚摸上都充满了爱意，婴儿是可以通过这一动作感知到的。母亲和婴儿建立起来的联结越多，越有利于母乳喂养的成功，有利于婴儿的生长发育。当母亲见到婴儿哭泣时，甚至看到婴儿的照片时，或者当婴儿的小手轻抚母亲的乳房时，泌乳系统就会迅速启动，随之而来的母乳也会尽可能满足婴儿的需要。因此，要更加充分地认识到，抚触是需要母亲来做的。在生命的最初时期，母亲要利用一切机会和婴儿在一起，给予婴儿充足的良性刺激，进而为其日后的发展打下基础。

3. 生长发育监测

正常新生儿出生后至满月，依据不同状况需要经历专业人员 2～4 次的访视。

第一次在出生后 3 天左右，第二次在出生后 5~7 天进行，第三次在出生后 10~14 天完成，第四次在出生后 27~29 天进行。各地区可因地制宜开展访视工作，但至少需要 2 次，如果是具有高危因素的新生儿，则需要增加访视的频次，访视次数依据新生儿的具体情况而定。在访视的过程中，专业人员主要对新生儿的居住条件和卫生状况、新生儿的一般健康状况、脐带脱落情况以及黄疸状况等进行相应的指导，因此，产妇及家属一定要积极配合地段访视专业人员。

儿童定期体检时间一般为：出生后第一年，每三个月进行一次体检；出生后 2~3 年，每半年进行一次定期体检。定期体检的时间可因地制宜，适当结合当地的儿童计划免疫时间进行。

新生儿的需求包括生理需求和心理需求两部分，其中生理需求是基本需求，通过母亲和环境这两条纽带共同完成（见图 2-2）。当然，心理需求也不容忽视，婴儿也会有被关注、求安慰、交流互动等愿望，很多家长会忽视婴儿和母亲之间的关联，认为婴儿只需要吃饱穿暖即可，殊不知婴儿的情感诉求是伴随其一生的，需要引起家长和照护者的重视。

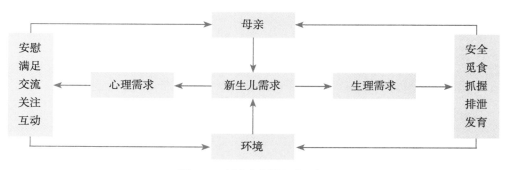

图 2-2　新生儿保健要点图解

﹋ 本章小结 ﹋

胎儿期及新生儿期的保健对于婴幼儿来说是不容忽视的，孕妇不仅要注意自身的体重及营养控制，而且要有合理、适度的运动。对于新生儿来说，了解其正常生理现象，掌握基本的护理方法，定期接受社区保健机构的生长发育监测，客观记录生长发育指标，对其成长至关重要。

◎⦿ 小任务 ⦿◎

1. 请依据儿童保健手册，回忆一下婴幼儿进行常规体检的时间是什么时候。
2. 对于新生儿访视的重要性，您了解有多少？
3. 新生儿期生长发育同孕妇孕期营养及体重控制到底有多大的相关性？

◎⦿ 常见问题解答 ⦿◎

问题1　刚满月的小婴儿看病需要去儿科还是新生儿科？

解答　新生儿期是从婴儿出生至28天，这一时期发生任何问题优先去新生儿科就诊。当然，有一些医院的儿科和新生儿科功能是合并在一起的，因此，在咨询时一定要强调，婴儿目前出生多少天，想要解决什么样的问题。

问题2　新生儿出生后每次体检都需要检查听力，这种说法对不对？

解答　这种说法是错误的。对于出生时已经通过听力筛查的儿童，在8月龄时还要进行一次听力筛查，1岁和2岁时的体检也要检查听力，3~6岁儿童进入幼儿园集体管理时，每年要进行一次听力筛查。

问题3　我家孩子早产，但是现在体重比邻居家足月分娩的婴儿还重，这是不是说明我家孩子长得好？

解答　对于早产儿来说，体重的追赶生长容易发生过度，从长远来看，这不一定是一件好事，可能会增加个体成年期慢性病发生的风险。同时婴儿体重增长过快，会增加婴儿对抗重力的难度，可能会造成运动发育相对滞后，因此无论是早产儿还是足月儿，体重增长均应适度。

第三章　婴幼儿身体发育的特点与保健要点

通过学习本章，你将可以：

1. 掌握婴幼儿运动系统、呼吸系统、消化系统、神经系统的特点和保健要点。

2. 熟悉婴幼儿循环系统、泌尿系统的特点和保健要点。

3. 了解婴幼儿内分泌系统、生殖系统、感觉器官的特点和保健要点。

婴幼儿生长发育十分迅猛，身体各器官的结构和功能与成人相比有着很大的差异，具有自身的特点。婴幼儿的照护者应掌握婴幼儿身体各系统、各器官的解剖和生理特点，采取科学的保健措施。

一、运动系统

运动系统主要的功能是运动，同时还具有支撑体重、维持人体姿势、保护内脏器官和造血等功能。下面介绍婴幼儿运动系统的特点及保健要点。

（一）运动系统概述及特点

运动系统由骨、骨连结和骨骼肌三部分组成。骨与骨的连结叫骨连结。骨和骨连结组成的人体支架，叫骨骼。骨骼肌可以受意识支配，跨过关节，由两端的肌腱与骨相连，骨骼肌的收缩、舒张使人体产生各种运动。

1. 骨

正常人体有 206 块骨，分为头颅骨、躯干骨、四肢骨。婴幼儿的骨的数量比成人多。骨主要由骨质、骨髓和骨膜三部分构成，有丰富的血管和神经组织。骨是由有机物和无机物组成的。有机物主要是蛋白质，使骨具有一定的韧度；而无机物主要是钙和磷等，使骨具有一定的硬度。

（1）婴幼儿几种主要骨的发育特点

颅骨随脑的发育而长大。婴儿出生时颅骨骨缝是分开的，于 3～4 个月时闭合；前囟为顶骨和额骨边缘形成的菱形间隙，其对边中点连线长度在出生时为 1.5～2.0 cm，后随颅骨发育而增大，6 个月后逐渐骨化而变小，在 1～1.5 岁时闭合；后囟为顶骨和枕骨边缘形成的三角形间隙，其出生时很小或已闭合，最迟应在出生后 6～8 周闭合。囟门闭合的时间，有很大的个体差异。

脊柱的增长反映脊椎骨的发育。脊柱有四个生理弯曲，其形成与直立姿势有关，新生儿时脊柱仅轻微后凸，当 3 个月抬头时出现颈椎前凸，此为脊柱第一个弯曲。6 个月会坐时出现胸椎后凸，此为脊柱第二个弯曲。1 岁后能行走时出现腰椎前凸，此为脊柱第三个弯曲，这时形成的弯曲还不是很固定，当婴幼儿躺下时，弯曲可消失。7 岁左右，颈部和胸部的弯曲才固定下来，腰部的弯曲一般在性成熟期才能固定。

人的腕骨共有 8 块，即舟骨、月骨、三角骨、豌豆骨、大多角骨、小多角骨、头状骨和钩骨。新生儿的腕骨全部是软骨，以后钙化中心依一定顺序出现。整个腕骨在 10～13 岁时完成骨化。将个体的腕骨钙化程度与正常标准进行比较，即可得出个体的骨骼发育年龄，简称"骨龄"。骨龄的测定是为了了解儿童的发育状况。

幼儿的骨盆尚未定型，髋骨仍未能连成一块，而是由软骨将髂骨、耻骨、坐骨等相连在一起，一般要到 19～24 岁才成为一个整体。

足弓是足骨的跗骨及其连结的韧带，共同构成的一个凸向上方的弓。足弓具有弹性，可以缓冲行走时的震荡。婴幼儿到了站立和行走时，才开始出现足弓，但因周围韧带较松、肌肉细弱，若长时间站立、行走，足底负重过多，易引起足弓塌陷，特别是肥胖儿更易发生扁平足。轻度扁平足者感觉不明显，重度扁平足者在跑、跳或行走时，会出现足底麻木或疼痛等现象。

（2）婴幼儿骨骼的特点

婴幼儿骨骼中有机物较成人多，骨的弹性大，可塑性强，且骨骼中软骨较多，容易因姿势不好等造成骨骼变形。同时，因骨膜较厚，血管丰富，骨的再生能力较强，若发生骨折，可能为不完全骨折，即骨折部位还有部分骨膜相连，称为"青枝骨折"，愈合快。

2. 骨骼肌

肌肉可分为骨骼肌、平滑肌和心肌。骨骼肌能接受大脑的指令而收缩、舒张，使人体产生各种运动，因此又称"随意肌"。肌肉的主要成分包括水和蛋白质等物质。成年人肌肉约占体重的40%。年龄越小，肌肉所占体重比例越低，肌肉中水分越多。肌肉收缩产生力量，力量来源于肌肉中的蛋白质、葡萄糖等储备的能量。经常锻炼，可使肌肉丰满，能源储备充足，力量增强。

婴幼儿的肌细胞纤细，间质相对较多，肌腱宽而短，水分多，蛋白质、脂肪及无机盐的比例较低，能量储备差，因此易疲劳，但是由于代谢旺盛，疲劳后恢复也快。婴幼儿各肌肉群的发育是不平衡的，支配大肌肉群活动的神经中枢发育较早，故大肌肉动作发育较早，躯干及上下肢活动能力较强；支配小肌肉群活动的神经中枢发育较晚，手部、腕部小肌肉群活动能力较差，难以完成精细动作。

3. 骨连结

关节是四肢骨之间及躯干骨之间连结的主要形式。关节包括关节面、关节囊和关节腔。关节面包括关节头和关节窝，两者相互嵌合，表面有软骨，可减少活动时产生的摩擦和震动。包围着关节面的纤维组织叫关节囊，能保护关节。关节囊外有韧带，起固定关节的作用。关节囊与关节面之间的间隙称关节腔，充满滑液，能润滑关节。

婴幼儿的关节窝较浅，关节附近的韧带较松，活动范围较大，尤其是肩关节、脊柱和髋关节的灵活性和柔韧性显著地超过成人。但婴幼儿关节的牢固性较差，受外力作用时，容易脱臼。

拓 展 阅 读

前囟发育异常见于什么情况?

临床上,一般将小于3月龄的婴儿前囟近闭(如指尖大)视为前囟"小"或"早闭",一般以前囟大于4 cm为前囟"大",3岁后前囟闭合为闭合延迟。对于出现上述情况的婴幼儿,一定要谨慎处理,除外病理情况。对于前囟小或闭合早的婴儿,要警惕小头畸形、脑发育不全、颅缝早闭等,对于前囟大或闭合晚的婴儿,要警惕软骨发育不全、先天性甲状腺功能减退症、脑积水、佝偻病等。此外,正常婴儿中约有1%~3%存在前囟小、闭合早或前囟大、闭合晚,这部分婴儿如果神经行为发育评估正常,且无其他异常临床表现,一般认为临床意义不大。因此,单纯的前囟大小与闭合早晚不能判断疾病,需结合其他临床表现。

(二)运动系统的保健要点

1. 保持正确姿势

保持正确的姿势,有利于婴幼儿的骨骼发育,建议给婴幼儿选购结实、偏硬的床垫,不宜让婴幼儿睡软床。同时,应注意纠正婴幼儿不正确的坐、立姿势,且不建议婴幼儿久坐沙发。

2. 衣服要宽松舒适、方便活动

婴幼儿不宜穿过于紧身的衣服,以免影响血液循环。衣服、鞋应适度宽松,过肥、过大、过长的衣物会造成活动不便,甚至易摔倒,造成意外伤害;鞋过小会影响足弓的正常发育。

二、呼吸系统

呼吸系统承担气体交换的功能。婴幼儿易患呼吸系统疾病,这与婴幼儿呼吸系统的生理、免疫特点密切相关。下面介绍婴幼儿呼吸系统的特点及保健要点。

（一）呼吸系统概述及特点

呼吸系统由呼吸道和肺两部分组成。呼吸道以环状软骨下缘为界，分为上、下呼吸道。上呼吸道包括鼻、鼻窦、咽、喉；下呼吸道包括气管、支气管及其各级分支。

1. 上呼吸道

婴幼儿鼻腔相对短小，鼻道狭窄，鼻黏膜柔嫩且血管丰富，感染时黏膜肿胀、充血，易造成鼻塞，出现呼吸或吃奶困难。新生儿上颌窦和筛窦极小，2岁以后才开始发育并迅速增大，至12岁才充分发育，额窦和蝶窦分别在2岁及4岁时才出现，因此，婴幼儿较少发生鼻窦炎。但婴幼儿鼻泪管短，开口接近于内眦部，且瓣膜发育不全，故鼻腔感染后常易侵入结膜引起炎症。婴幼儿的咽鼓管相对宽、短、直，呈水平位，故鼻咽炎时易致中耳炎。0~3岁的婴幼儿，咽部狭窄且方向垂直，富含淋巴组织。扁桃体包括腭扁桃体及咽扁桃体，腭扁桃体1岁末才逐渐增大，4~10岁发育达高峰，故扁桃体炎常见于年长儿，1岁以内很少见。咽扁桃体又称"腺样体"，6月龄已发育，位于鼻咽顶部与后壁交界处，严重的腺样体肥大可能造成婴幼儿睡眠时鼻塞、打鼾甚至呼吸暂停等。婴幼儿的喉部呈漏斗形，喉腔较窄，声门狭小，软骨柔软，黏膜柔嫩而富有血管及淋巴组织，故轻微炎症即可引起声音嘶哑和吸气性呼吸困难。

2. 下呼吸道

（1）气管、支气管

婴幼儿的气管、支气管较成人短且较狭窄，黏膜柔嫩，血管丰富，软骨软，因缺乏弹力组织而支撑作用差，因黏液分泌不足易致气道干燥，因纤毛运动较差而清除能力差，故婴幼儿容易发生呼吸道感染。一旦感染则易发生充血、水肿，导致呼吸道不畅。左主支气管细长，由气管向侧方伸出；而右主支气管短而粗，为气管直接延伸，故异物较易进入右支气管。

（2）肺泡

婴幼儿肺泡数量少且面积小，弹力组织发育较差，血管丰富，导致肺含血量多而含气量少，易于感染。

（二）呼吸系统生理及免疫特点

婴幼儿代谢旺盛，需氧量高，因生理特点使呼吸量受到一定限制，只能加快呼吸频率以满足需要，年龄越小，频率越快。新生儿 40～44 次／分，1 岁以下 30 次／分，1～3 岁 24 次／分，3～7 岁 22 次／分。新生儿及出生数月的婴儿由于呼吸中枢发育不完善，呼吸极不稳定，可出现深呼吸、浅呼吸交替，或呼吸节律不整、间歇、暂停等现象，尤以早产儿、新生儿最显著。婴幼儿呼吸肌发育不全，肌纤维较细，间质较多且肌肉组织中耐疲劳的肌纤维所占的比例少，故婴幼儿呼吸肌肌力弱，容易疲劳，易发生呼吸衰竭。婴幼儿膈肌相对发达，呼吸时胸廓活动范围小而膈肌活动明显，故婴幼儿为腹式呼吸。随年龄增长，膈肌和腹腔脏器下降，肋骨由水平位变为斜位，逐渐转化为胸腹式呼吸。婴幼儿气道管径细小，气道阻力大于成人，因此发生喘息的机会较多。

婴幼儿呼吸道的免疫功能较差，比如，咳嗽反射及纤毛运动功能差，难以有效清除吸入的尘埃和异物颗粒，且免疫细胞功能不足，免疫球蛋白含量低，以及乳铁蛋白、溶菌酶、干扰素及补体等免疫活性物质的数量和活性不足，故易患呼吸道感染。

（三）呼吸系统保健要点

1. 培养良好的卫生习惯

第一，教会婴幼儿用鼻呼吸，充分发挥鼻腔的保护作用，如出现张口呼吸、打鼾等情况应及时诊治。第二，教会婴幼儿正确擤鼻涕的方法，防止鼻咽部的炎症侵入眼和中耳。正确的方法：先轻轻捂住一侧鼻孔，擤完，再擤另一侧，擤时不要太用力，不要把鼻孔全捂上使劲地擤。第三，教育婴幼儿咳嗽、打喷嚏时要用手帕或纸巾轻捂口鼻，千万不能面向别人咳嗽、打喷嚏。第四，教育婴幼儿不要用手挖鼻孔，否则会使鼻毛脱落、黏膜损伤、血管破裂，引起出血甚至感染。第五，教育婴幼儿不要蒙头睡觉，以保证吸入新鲜空气。

2. 保持室内空气新鲜

新鲜空气含氧量充足，能满足机体需要。室内应经常开窗通风换气。同时，要注意避免二手烟污染。

3. 科学组织体育锻炼和户外活动

经常参加体育锻炼和户外活动，可以增强呼吸肌的力量，促进胸廓和肺的正常发育，增加肺活量。户外活动还能提高呼吸系统对疾病的抵抗力，预防呼吸道感染。

4. 严防呼吸道异物

培养婴幼儿安静进餐的习惯，不要边吃边说笑。大人不要在其吃东西时逗引孩子。不要让婴幼儿玩玻璃球、硬币、扣子、豆类等小东西。教育他们不要把这些小物件放入鼻孔或嘴里。

5. 保护声带

选择适合婴幼儿音域特点的歌曲或朗读材料，鼓励用自然、优美的声音唱歌、说话，避免高声喊叫。唱歌的场所应空气新鲜，避免尘土飞扬，避免在冷空气中喊叫或唱歌。当婴幼儿生病、咽喉部不适时，要减少发音。

三、消化系统

消化系统是指将摄取的食物进行物理性和化学性消化，吸收营养物质，并将食物残渣排出体外的系统。消化系统的基本功能是消化和吸收食物，食物中的营养物质除维生素、水和无机盐可以被直接吸收利用外，蛋白质、脂肪和糖类等物质均不能被机体直接吸收利用，需在消化管内被分解为结构简单的小分子物质，这个过程就称为消化。这种小分子物质透过消化管黏膜上皮细胞进入血液和淋巴液的过程就是吸收。婴幼儿消化系统的发育尚不成熟，下面将介绍消化系统的特点及保健要点。

（一）消化系统概述及特点

消化系统由消化管和消化腺组成。消化管包括口腔、咽、食管、胃、小肠、大肠。消化腺能分泌消化液。消化液含有水、无机盐和多种消化酶，能分别消化、分解不同的营养物质。

1. 口腔

口腔是消化管的起端，具有吮吸、吞咽、咀嚼、消化、味觉、感觉和语言等功能。足月新生儿出生时已具有较好的吮吸及吞咽功能。婴幼儿口腔黏膜柔嫩，血管丰富，唾液腺不够发达，唾液分泌少，口腔黏膜易受损伤和发生微生物感染。

牙齿的发育始于胚胎第 6 周，出生时有 20 枚乳牙胚，多数婴儿 4～10 月龄时乳牙开始萌出，2～2.5 岁出齐 20 颗乳牙。乳牙萌出的时间、顺序和出齐时间具有很大的个体差异，13 月龄后仍未萌牙称为萌牙延迟。乳牙牙釉质薄，牙本质较松脆，容易被腐蚀形成龋齿，乳牙发生龋齿或感染可致恒牙以后黑斑。

乳牙萌出顺序：下颌先于上颌、由前向后进行，即下正中切牙、上正中切牙、上侧切牙、下侧切牙、第 1 乳磨牙、尖牙、第 2 乳磨牙（见图 3-1）。

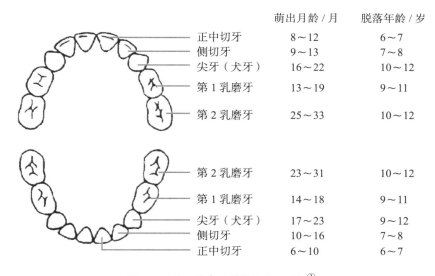

	萌出月龄／月	脱落年龄／岁
正中切牙	8～12	6～7
侧切牙	9～13	7～8
尖牙（犬牙）	16～22	10～12
第 1 乳磨牙	13～19	9～11
第 2 乳磨牙	25～33	10～12
第 2 乳磨牙	23～31	10～12
第 1 乳磨牙	14～18	9～11
尖牙（犬牙）	17～23	9～12
侧切牙	10～16	7～8
正中切牙	6～10	6～7

图 3-1　乳牙萌出、脱落顺序及时间[①]

舌的主要功能是参与咀嚼食物、帮助形成食物团块吞咽。舌也是重要的感觉器官（味觉），同时也有清洁牙齿的功能。舌的下方有舌系带与口腔底部相连，若舌系带过短，会使舌的前伸、上抬困难，影响吃奶、发音等。

———————————————

① 黎海芪：《实用儿童保健学》，63 页，北京，人民卫生出版社，2016。

婴儿3~4个月时唾液分泌开始增加，5~6个月后唾液量明显增多，而婴幼儿口底浅，尚不能及时吞咽所分泌的全部唾液，常发生生理性流涎。

2. 食管

婴幼儿的食管呈漏斗状，黏膜纤弱，腺体缺乏，食管下段括约肌发育不成熟，控制能力差，常发生胃食管反流。婴儿吸奶时常吞咽过多空气，易发生溢奶。

3. 胃容量

婴幼儿的胃呈水平位，当开始会走时，其位置逐渐变为垂直。胃贲门部肌肉较松弛，易使婴幼儿发生呕吐或溢奶。婴幼儿胃壁肌肉薄，伸展性较差，胃的容量小，且消化能力较弱。

4. 小肠

婴幼儿小肠黏膜有丰富的毛细血管和淋巴管，小肠的绒毛发育良好，吸收能力较强，但自主神经的调节能力差，容易发生肠道功能紊乱，引起腹泻或便秘。婴幼儿肠道正常菌群脆弱，易受许多内外因素影响而菌群失调，导致消化功能紊乱。

5. 肝脏

年龄越小，肝脏越大，在肋缘下摸到肝脏下缘，一般为生理现象。肝脏富有血管，结缔组织较少，肝细胞小，再生能力强，不易发生肝硬化，但易受缺氧、感染、药物等各种不利因素的影响，影响其正常功能。婴儿时期胆汁分泌较少，故婴儿对脂肪的消化、吸收功能较差。

6. 胰腺

婴幼儿时期胰腺分泌的胰腺液和消化酶较少，随着年龄增长，胰腺功能日趋完善。

（二）消化系统保健要点

1. 保护牙齿，注意口腔卫生

不要让婴幼儿喝着牛奶、果汁或含着任何含糖食物入睡，不要一直将奶嘴放在婴幼儿的口中，一旦进食结束或入睡，应立即将奶嘴拿走。婴幼儿要多吃谷物、蔬菜和水果，尽量减少高糖食物的摄入。出牙后开始用软布或棉布给婴儿清洁牙齿，随着牙齿的萌出，改用软毛小牙刷刷牙。2～3 岁时开始教幼儿自己刷牙。所有的婴幼儿都应该定期进行口腔健康检查，发现龋齿及时治疗。

资源链接

　　想了解如何给婴幼儿清洁口腔，可扫描文旁二维码，阅读资料《从宝宝出生就开始清洁口腔》。

2. 培养良好饮食习惯

饮食要定时、定点、适量进餐，少吃零食，不挑食。培养婴幼儿养成细嚼慢咽的习惯。进食前避免过度兴奋，专心进食，不要边吃边玩、边吃边看电视、追逐喂养。

3. 养成良好卫生习惯，注意食品安全问题

婴幼儿进餐前、接触宠物后，照护者接触食物前后均应洗手。食物准备、储存以及进餐的区域要与换尿布的区域分开。准备食物时，肉类、禽类、海鲜类食物需与其他食物分开准备。避免生食蔬菜，避免食用生或半熟的蛋类、肉类等。

4. 预防食物窒息

因婴幼儿咀嚼功能不成熟，进食过程可能发生食物窒息。可致婴幼儿窒息的食物见表 3-1。照护者应观察进食过程，应注意避免小、硬、滑与黏性食物。婴幼儿需坐着进食或饮水，避免躺着或边走边跑进食。

表 3-1　可致婴幼儿窒息的食物[1]

食物性状	食　　物
小、硬	坚果、瓜子、爆米花、干薄点心、薯条、盐脆饼条、生胡萝卜、生豆、橄榄、苹果块、有核樱桃、玉米粒。
滑	葡萄、大块肉、硬糖、棒棒糖、咳嗽滴剂。
黏性	花生酱、口香糖、乳脂糖、果冻、焦糖、棉花糖、果脯、豆形胶质软糖。

[1]　黎海芪：《实用儿童保健学》，602 页，北京，人民卫生出版社，2016。

四、循环系统

循环系统包括心血管系统和淋巴系统。其功能是将消化系统吸收的营养物质和肺吸收的氧气运送到全身各器官组织和细胞，供新陈代谢之用，并将代谢产物输送到肺、肾等器官，排出体外，以保证人体新陈代谢的正常进行。

（一）循环系统概述及特点

1. 心血管系统

心血管系统由心脏和血管组成。其中，心脏是枢纽，也是动力器官；血管是运送血液的管道。血管包括动脉、静脉和毛细血管。血液循环是指血液从心脏流向全身，再从全身回到心脏的过程。

（1）心脏

新生儿心脏在体重中的占比相对比成人大，其质量为 20~25 g，占体重的 0.8%，而成人只占 0.5%。

婴幼儿新陈代谢旺盛，生长发育需要较多血液供给，但每搏输出量有限，只能通过增加搏动次数来补偿不足。另外，因为交感神经占优势，故婴幼儿心率明显高于成人。年龄越小，心率越快（见表 3-2）。

表 3-2 不同年龄儿童心率

单位：次 / 分

年龄	新生儿	1 岁以下	2~3 岁	4~7 岁	8~14 岁
心率	120~140	110~130	100~120	80~100	70~90

婴幼儿心肌纤维细，弹性纤维少，所以，婴幼儿的心室壁较薄，心脏的收缩力差，每搏输出量少，负荷力较差。故婴幼儿不宜做时间较长或剧烈的活动。

（2）血液

血液是流动于心脏和血管里的液体，包括血浆和血细胞两部分。

血浆为淡黄色、透明的液体，它是血细胞生存的环境，并起着运送血细胞、养料和代谢废物等作用。血浆中的血纤蛋白原和钙有帮助伤口止血的作用。血细胞由红细胞、白细胞和血小板组成。红细胞负责把氧气输送到身体各部位，并把二氧化碳运送到肺。白细胞体积较大，数量较少，能吞噬病菌。当白细胞数量少于正常值时，机体抵抗力降低，容易感染疾病，但白细胞数量也不是越多越好。血小板体积很小，主要负责止血和凝血。

婴幼儿血液量相对比成人大，这是为给成长过程中代谢旺盛的身体供应较多氧气。婴幼儿血浆中的凝血物质（纤维蛋白原、无机盐等）较少，因此，一旦出血，凝血较慢。另外，婴幼儿血液中，具有吞噬作用的中性粒细胞比例偏低，故抵抗力较差，易被病原菌感染而导致感染性疾病。

2. 淋巴系统

淋巴系统是由淋巴管、淋巴结和其他淋巴组织构成的不完全辅助循环系统。

（1）淋巴液和淋巴管

血液经动脉到达毛细血管后，其中部分血浆成分从毛细血管渗出，进入组织间隙，形成组织液。组织液与细胞进行物质交换后，大部分被毛细血管吸收，进入静脉；小部分进入毛细淋巴管，形成淋巴液。毛细淋巴管分布于全身，逐渐汇合成较大的淋巴管，最后汇集到两根较粗的淋巴干。淋巴干与上、下腔静脉相通，淋巴液由此进入静脉，加入血液循环。

（2）淋巴结

淋巴管上有许多大小不一的扁圆形小体，叫淋巴结。淋巴结实质中增殖的淋巴细胞和浆细胞参与细胞免疫和体液免疫，以增强机体的防御能力。

（3）脾

脾位于腹腔左上部，是人体中最大的淋巴器官，形态近似长扁椭圆形，呈紫红色，质软而脆，受打击易破损。脾除储血功能外，胚胎时尚有造血功能。出生后能产生淋巴细胞，并产生抗体，参与体内免疫反应。脾能吞噬死亡和衰老的红细胞、细菌，清除血液中的异物。

（4）扁桃体

扁桃体可产生淋巴细胞，抵御侵入人体的细菌、病毒和其他抗原，与机体免疫有密切关系。

（二）循环系统保健要点

1. 合理膳食，防治贫血

婴幼儿正处在生长发育时期，要供给充足的营养，多进食铁和蛋白质丰富的食物，如瘦肉、猪肝等，有利于血红蛋白的合成，可预防缺铁性贫血。维生素 B_{12} 和叶酸虽然不是直接的造血原料，但它们与红细胞的发育成熟有关，因而也应该为婴幼儿提供含维生素 B_{12} 和叶酸丰富的食物，如奶、鱼、绿叶蔬菜等。如果诊断为贫血，一定要按医嘱用药治疗，不要自行停药或不按要求复查。

2. 健康饮食，保护血管

预防动脉硬化应从幼年开始，从婴幼儿起就应形成有利于健康的饮食习惯。婴幼儿的膳食应控制胆固醇和饱和脂肪酸的摄入量，同时，宜少盐，口味要淡。

3. 合理作息，劳逸结合

要注意保证婴幼儿充足的睡眠时间，不熬夜，合理作息，劳逸结合，避免长时间的精神紧张和剧烈运动，以免对心脏造成过大的负担。

4. 早期识别先天性心脏病

婴幼儿若出现吃奶乏力、长期呛奶、哭闹时口周青紫、反复发生肺部感染、呼吸频率过快等情况，应警惕先天性心脏病。有些婴幼儿先天性心脏病的症状不典型，体检时听诊也很难听到心脏杂音，容易被忽视，故需要照护者耐心、细心地观察，并及时带孩子到医院寻求医生的帮助。

五、泌尿系统

人体新陈代谢产生的大部分代谢终产物会通过泌尿系统，以尿的形式排出体外。泌尿系统排泄是人最主要的排泄废物方式。但同时，泌尿系统也具有调节体内水分和无机盐的含量、保持体内环境相对稳定和维持组织细胞正常生理功能的作用。

（一）泌尿系统概述及特点

泌尿系统包括肾脏、输尿管、膀胱和尿道。肾脏是尿液的生成器官，输尿管、膀胱和尿道是排尿的通道，膀胱可以暂时储存尿液。

1. 肾脏

婴幼儿肾脏的质量在体重中的占比相对大于成人。在婴儿期和青春期肾脏的发育最快。婴幼儿时期，肾功能较差，易损失有用物质，也易发生脱水或浮肿。

2. 输尿管

婴幼儿输尿管长而弯曲，管壁肌肉和弹力纤维发育不良，容易受压及扭曲而导致梗阻，发生尿潴留而诱发感染。

3. 膀胱

婴幼儿新陈代谢旺盛，需要的水分多，但膀胱容量小，储尿功能差，所以年龄越小，排尿次数越多。另外，由于婴幼儿的大脑皮层发育尚不完善，控制排尿的能力相对差，故当膀胱内尿液充盈到一定量时，就会发生不自觉的排尿。

4. 尿道

新生女婴尿道长仅 1 cm（性成熟期 3～5 cm），且外口暴露接近肛门，易受细菌污染。男婴尿道虽较长，但常因有包茎和包皮过长，尿垢积聚时也易引起上行性细菌感染。

（二）泌尿系统保健要点

1. 适量饮水

婴幼儿应适量饮水，一方面可以保证体内废物及时随尿排出，另一方面可以产生充足的尿液，对输尿管、膀胱、尿道有冲刷作用，减少上行性感染。但是，过量饮水可能增加肾脏负担，1～3 岁婴幼儿对水的适宜摄入量约 1.3 升 / 天。另外，注意不要用果汁、饮料代替水。

2. 尽量减少盐的摄入

《中国 0～2 岁婴幼儿喂养指南》要求婴幼儿的辅食不加调味品，尽量减少盐的摄入。辅食应保持原味，不加盐、糖以及刺激性调味品，保持淡口味。食盐、酱油、蚝油等调味品中均含有大量的钠，需要通过肾脏代谢，过量摄入钠，可能增加肾脏的负担，对婴幼儿的健康不利。

3. 培养排尿习惯

照护者要学会观察婴幼儿习惯排尿的时间、排尿前的信号，当婴幼儿尿湿裤子或纸尿裤时告诉他"尿了"的概念，根据婴幼儿的具体情况，逐渐开始排尿训练，但不要强迫和过度训练。

4. 预防尿路感染

注意清洁，每晚用清水清洗婴幼儿的外阴、肛门，清洗外阴、肛门的毛巾、盆要专用。尽量不穿开裆裤，教育婴幼儿不要席地而坐。婴幼儿使用的便盆每天洗刷，定期消毒。教育幼儿大便后应从前往后擦，以免粪便中的细菌污染尿道口。

5. 谨慎用药，防止药物性肾功能损伤

婴幼儿的肾脏很脆弱，对药物敏感，用药要严格遵循医嘱，如非病情必需，不要为婴幼儿使用危害肾脏的药物，如庆大霉素、链霉素、万古霉素等。另外，不要轻易给婴幼儿应用一些特殊的中药、中成药，用药前要经过医生评估，如长期用药，需监测肾脏功能。

六、神经系统

神经系统是人生命活动的调节机构，调节着人体各个功能不同的器官系统，使机体各器官系统的功能相互协调，成为一个统一的整体，并且能与外界环境的变化相适应，所以神经系统在人体各系统中起着主导作用。

近年来，脑科学的发展逐渐揭示神经系统尤其是中枢神经系统的发育，是儿童心理和行为发育的物质基础。即儿童心理和行为发育与脑的形态、结构和功能发育同步，经历着从不成熟到成熟的过程。

（一）神经系统概述及特点

神经系统由中枢神经系统和周围神经系统两部分组成，发生于胚胎发育的早期，由外胚层发育而来。

神经系统的基本活动形式是反射，反射可分为非条件反射和条件反射两种。非条件反射是指先天具备的、不学而会的反射活动，如把奶头放到新生儿嘴里，他就能吮吸并吞咽乳汁。在非条件反射的基础上，经过后天学习训练而成的反射叫条件反射。

神经系统的基本结构和功能单位是神经元，即神经细胞。

1. 中枢神经系统

中枢神经系统包括脑和脊髓。脑由大脑、小脑、间脑和脑干组成，位于颅腔内。大脑有左、右两个半球，是中枢神经系统最高级的部位，它是人体思维的器官。大脑的表面集中了大量神经元细胞体，称为大脑皮层。大脑皮层的神经元能接受刺激，整合、处理信息，并以记忆的形式储存各种信息。大脑皮层内有众多的神经纤维，使大脑两半球之间及大脑与脑的其他部分之间广泛发生联系。脊髓位于椎管内，起着上行下达的桥梁作用，主要功能是传导和反射。

2. 周围神经系统

周围神经系统由脑神经、脊神经和自主神经组成，把中枢神经和全身的各个器官联系起来，形成统一的整体。脑神经支配头部各器官的运动，并接受外界的信息，产生视觉、听觉、嗅觉、味觉等。脊神经主要支配躯干和四肢的运动和感觉。自主神经分布于内脏器官和腺体，支配内脏和腺体的活动。自主神经分交感神经和副交感神经，它们分布于同一器官和腺体，作用相反，相互制约，使内脏器官的活动协调、准确。

（二）婴幼儿神经系统发育的特点

1. 发育迅速

妊娠 3 个月后，胎儿的神经系统已基本成形。出生前半年至出生后一年是脑细胞数目增长的重要阶段。1 岁以后虽然脑细胞的数目不再增加，但是细胞的突起却由短变长、由少到多，脑细胞会形成复杂的网络，脑质量迅速增长。

2. 中枢神经系统的发育顺序为先皮下，后皮层

新生儿出生时，脊髓和延髓的发育已基本成熟，所以功能较完善，这就保证了呼吸、消化、血液循环和排泄器官的正常活动。新生儿的小脑发育很差，这是婴儿早期肌肉活动不协调的重要原因。

　　1岁时左、右小脑的发育迅速，此时婴儿的动作发展很快，学会了许多基本动作。3岁时小脑的发育基本和成人相同，肌肉活动的协调性大大增强，因此，幼儿基本能够生活自理，这是幼儿3岁可以进入幼儿园过集体生活的生理基础之一。

　　大脑皮层的发育随年龄的增长而成熟。出生时已具有与成人相似的6层结构，但皮层的沟回较成人浅，神经细胞体积小，神经纤维短、分支少，因此对外来刺激不能迅速而精确地进行传导和分化。3岁左右大脑皮层细胞体积不断增大，8岁时大脑皮层的发育基本接近成人。

3. 高级神经活动的抑制过程不够完善

　　婴幼儿高级神经活动的特点是抑制过程不够完善，兴奋过程强于抑制过程，兴奋和抑制在皮层很容易扩散，神经活动的强度较弱，皮层对皮层下中枢的控制也不够完善。日常表现为：容易激动，好动不好静，注意力不集中，容易随新鲜刺激而转移。

4. 需要较长时间的睡眠

　　婴幼儿神经系统的发育尚未成熟，需要较长的睡眠时间进行休整，除了保证足够的睡眠时间，还要注意睡眠的质量。睡眠有利于促进神经系统发育和学习记忆。

5. 脑对氧的需求大

　　神经系统的耗氧量较其他系统高。在神经系统中，脑的耗氧量最高，婴幼儿脑细胞的耗氧量约为全身耗氧量的50%。充足的氧气是维持儿童脑细胞正常活动的基本条件。婴幼儿的脑组织对缺氧敏感，对缺氧的耐受力不如成人。

6. 脑细胞能利用的能量来源单一

　　中枢神经系统只能利用体内葡萄糖氧化产生的能量，所以对血糖含量十分敏感。

（三）神经系统保健要点

1. 提供充足的营养

　　营养是脑进行生理活动和生长发育的物质基础，所以要保证婴幼儿合理膳食，饮食中要供给丰富的优质蛋白质、磷脂、维生素和无机盐等营养物质。

2. 保证充足的睡眠

充足的睡眠不仅能使身体各系统、器官得到充分的休息，睡眠时脑组织能量消耗减少，而且脑垂体能分泌较多的生长素，可以促进机体生长。长时间睡眠不足，会影响婴幼儿体格生长和智力发育。要注意养成婴幼儿按时睡觉的习惯，并保证睡眠的时间和质量。

3. 保持空气新鲜

婴幼儿对缺氧的耐受力不如成人，如果居室空气污浊，对脑细胞的损害较大。因此婴幼儿用房一定要定时通风，保证空气新鲜。

4. 安排丰富的活动促进脑发育

丰富的活动，特别是适合婴幼儿年龄特点的体育锻炼，能促进脑的发育，提高神经系统反应的灵敏性和准确性。为使大脑两半球均衡发展，婴幼儿的动作应多样化，如两手同时做手指操、攀爬及各种婴幼儿基本体操等。让婴幼儿在活动中"左右开弓"，能更好地促进大脑两半球的发育。

七、感觉器官

感觉是人们认识世界的途径，包括视觉、听觉、嗅觉、触摸觉、味觉及本体感觉等。感觉器官包括皮肤、眼、耳、鼻、舌，下面简单介绍皮肤、眼、耳。

（一）皮肤

皮肤是人体最大的感觉器官，且身兼数职，具有多种生理功能。

1. 皮肤的概述及特点

皮肤覆盖人体全身表面，分为表皮、真皮。表皮包括角质层和生发层。真皮里有丰富的血管、神经和淋巴管。真皮下有一层皮下脂肪组织。此外，皮肤还有附属物，包括毛发、指甲、皮脂腺和汗腺等。皮肤的功能主要包括以下方面。

（1）保护功能

皮肤有保护身体内部器官，使之不受外来刺激、损害的功能。

（2）调节体温的功能

汗液蒸发是散热的重要方式，但皮下脂肪也有保温的功能。

（3）感觉功能

皮肤中有丰富的感觉神经末梢，可以感受冷、热、触、痛、压等刺激。

（4）分泌和排泄功能

汗腺分泌的汗液大部分是水分，还有少量尿素、尿酸和一些盐类成分。皮脂腺分泌皮脂，滋润皮肤和毛发。

（5）代谢功能

皮肤受日光照射后，除产生黑色素、吸收紫外线起保护作用外，皮肤里尚有7-脱氢胆固醇，经日光中的紫外线照射可变成维生素 D_3，促进体内钙、磷的代谢。

（6）吸收功能

一些物质可以通过皮肤被人体吸收，如某些外用药膏等。但是也需要注意，一些有害物质也可以经皮肤进入人体，如有机磷农药。

2. 婴幼儿皮肤的特点

（1）皮肤保护功能差，容易感染和损伤

婴幼儿皮肤表皮较薄，很多部位角质层尚未形成，皮肤抵抗病菌感染能力较差，容易发生皮肤感染，如脓疱疮、甲沟炎等。婴幼儿皮下脂肪较少，皮肤抗击外力作用较差，磕碰时容易受伤。

（2）调节体温功能差

婴幼儿皮肤中毛细血管丰富，而皮肤的表面积相对大于成人，散热多，神经系统对血管运动的调节功能较差，因此，婴幼儿对于外界环境温度的变化往往不能适应。环境温度过低，易受凉；环境温度过高，又易受热。

（3）渗透作用强

婴幼儿的皮肤薄，血管丰富，有较强的吸收和通透性。有害物质如有机磷农药、酒精等，都可以经皮肤吸收，引起中毒。

3. 皮肤的保健要点

（1）养成良好习惯，保持皮肤清洁

婴幼儿要常洗澡、洗头、勤换内衣、勤剪指甲，防止皮肤、头发及指甲中藏污纳垢；要教会婴幼儿饭前、便前、便后要洗手，玩沙土或接触宠物后要洗手等。

（2）穿着棉质衣物

尽量为婴幼儿挑选棉质衣物，因为棉质衣物吸汗、透气性好，且不易过敏和刺激皮肤。

（3）选择合适的皮肤清洁剂

婴幼儿皮肤娇嫩，应避免使用强效清洁剂清洁皮肤，应使用婴幼儿专用的护肤品，不要用成人产品代替。不要给婴幼儿烫发和染发。

（4）预防中毒

皮肤用药要注意浓度、剂量和间隔，防止中毒。注意将农药、危险化学品等放在婴幼儿不易接触的位置，防止婴幼儿打翻后经皮肤吸收引起中毒。

（二）眼

1. 眼的概述及特点

眼为接受光刺激的感觉器，由眼球和眼副器两部分组成。眼球能将光波的刺激转变为神经冲动，经视神经传至大脑皮层而产生视觉。眼副器位于眼球的周围，对眼球起支撑、保护等作用。眼副器包括眼睑、结膜、泪器、眼外肌及眼的血管、神经等。

眼球是产生视觉的特殊感受器，它是视器的主要部分，位于眼眶的前部，借筋膜、韧带与眶壁相连，周围有脂肪组织垫衬，以减少眼球的震荡。眼球由眼球壁和眼内容物组成。

眼球壁的最外层是巩膜和角膜，角膜有丰富的神经末梢。眼球壁中层后 2/3 为脉络膜，有大量色素和血管，能防止光线散射并为眼球输送营养。眼球壁最内层是视网膜，能将光刺激转化为神经信号，传到大脑皮层，形成视觉形象。眼球内的屈光介质包括房水、晶状体和玻璃体。若光线经过屈光介质不能准确地在视网膜上聚焦成像，大脑皮层不能收到清晰的信号，难以形成清晰的图像，就称为屈光不正。其包括近视、远视和散光。

眼的结构和功能的发育始于胎儿期持续至出生后 6 岁左右。3 岁前是视觉发育的关键时期。出生时视力大约 0.05，出生后的前几个月，视力和立体视觉在环境刺激下得以发育。儿童在视觉发育过程中表现出的具有年龄特征的视觉行为，就如里程碑一样指示出儿童视觉发育是否达到应有水平。

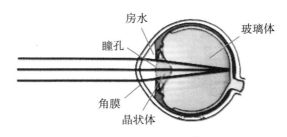

图 3-2　眼球的结构[①]

表 3-3　儿童视觉发育里程碑[②]

年　龄	视觉发育里程碑
新生儿	对光有反应，强光刺激下会闭眼。
1~1.5 月龄	能注视大的物体，在较大范围内出现同向性固视反射及再固视反射；对左右摆动的物体，产生追随运动。
2~3 月龄	出现瞬目反射，有固视能力，目光能追随物体 180° 移动。
4~6 月龄	出现手——眼协调动作。
7~9 月龄	能稳定固视，能同时玩 2 个以上物体。
12 月龄	能用手指端准确取起细小的物体，如黄豆、花生米。
18 月龄	会翻看图书，会搭积木，会识别简单的形状。
24 月龄	能模仿画线条。
36 月龄	能认识更复杂的形状，如菱形、椭圆形等，能识别颜色，能区分色彩的不同饱和度等。

① 黎海芪：《实用儿童保健学》，65 页，北京，人民卫生出版社，2016。
② 黎海芪：《实用儿童保健学》，67 页，北京，人民卫生出版社，2016。

表3-4　正常儿童各年龄段视力发育水平参考值[①]

年　龄	视　力
5 月龄	4.0（0.1）
6 月龄	4.3（0.2）
1 岁	4.5（0.3）
2 岁	4.6～4.7（0.4～0.5）
3 岁	4.7～4.8（0.5～0.6）
4～5 岁	4.8～5.0（0.6～1.0）
6 岁	5.0

婴幼儿眼球的前后轴短，物体成像于视网膜的后面，称为生理性远视。随着眼球的发育，眼球前后轴变长，逐渐成为正视。另外，婴幼儿的晶状体有较好的弹性，调节能力强，所以他们可以看清很近的物体，但长此以往，就会使睫状肌疲劳，形成近视。

2. 眼的保健要点

（1）养成良好的用眼习惯

不在光线过强或暗的地方看书、画画；不躺着看书；不在走路或乘车时看书；集中用眼一段时间后应望远或去户外活动，以消除眼的疲劳；电子产品（电视、手机、平板电脑）的使用要有节制，每次控制在半小时左右，使用时要注意距离不要太近。

（2）创设良好的采光条件，提供适宜的读物

当婴幼儿看书、画画时，要有良好的采光条件，光线最好来自左上方，以免造成暗影；婴幼儿的书籍字体宜大一些，字迹、图案应清晰。

（3）定期进行眼病筛查及视力测查

不同年龄阶段眼病筛查的方法是根据儿童视觉发育规律和常见眼病设置的，

---

① 黎海芪：《实用儿童保健学》，67 页，北京，人民卫生出版社，2016。表中视力示数分别为 5 分视力表和小数视力表示数。

新生儿期、3月龄、6月龄等体检时均应进行眼科检查，早期发现可疑眼病或视力异常，及时诊治。早产儿需尽早进行眼底检查。

（4）注意用眼卫生

教育婴幼儿不要揉眼睛，毛巾、手绢要专用，以预防沙眼、结膜炎，并远离易伤害眼睛的危险品，如烟花、沙子、利器等。

（5）供给足够的营养

婴幼儿饮食要丰富多样，提供富含维生素 A 的食物，如肝脏、蛋黄、南瓜、胡萝卜等。

（三）耳

1. 耳的概述及特点

耳可分为外耳、中耳、内耳三部分。

外耳包括耳郭、外耳道。外耳道皮肤耵聍腺的分泌物叫耵聍（俗称"耳屎"），具有保护外耳道皮肤及黏附灰尘、小虫等异物的作用，干燥后会形成痂块。

中耳包括鼓室、咽鼓管、鼓窦和乳突小房等。鼓室内有 3 块听小骨（包括锤骨、砧骨、镫骨）。中耳经咽鼓管与鼻咽部相通。咽鼓管在鼻咽部的开口平时是关闭的，仅在吞咽或打哈欠时才开放，让空气进入鼓室，调节鼓室的气压，使之与大气压平衡。

婴幼儿的咽鼓管比成人的短、粗，呈水平位，所以咽、喉和鼻腔感染时，易引起中耳炎。

2. 耳的保健要点

（1）预防中耳炎

教会婴幼儿正确擤鼻涕的方法，防止将鼻咽部的分泌物挤入中耳；在游泳、洗澡、洗头时要防止污水进入耳道，引起中耳炎。

（2）不要给婴幼儿挖耳

婴幼儿的外耳道脆弱，挖耳可能划破耳道的皮肤，易感染，若操作粗暴会造成鼓膜穿孔，甚至影响听力。

（3）避免噪声伤害

要避免噪声对婴幼儿耳的伤害，家、托幼机构要在远离噪声的地方，说话、放音乐的声音不要过大，不要在婴幼儿附近放鞭炮等。另外，要教育婴幼儿在听到过大的声音时要张开嘴巴，捂住外耳，防止伤害鼓膜。

（4）合理用药，慎用耳毒性药物

婴幼儿的听神经娇嫩，容易受到药物的影响。如果婴幼儿生病，用药前要考虑药物的耳毒性作用，尤其是链霉素、庆大霉素、万古霉素等。

（5）按时进行听力筛查

照护者要了解和掌握婴幼儿的听力情况，按要求定期进行听力筛查。若听力筛查未通过，则需尽快进行专科就诊，明确诊断、早期治疗。即使通过新生儿听力筛查的婴儿，之后也应该按时筛查，这是因为部分患儿会有迟发性的听力损失，不易被察觉。

拓 展 阅 读 ─────────────────────

儿童听力损失的成因

听力损失有多种成因，包括先天因素和获得性因素。前者指出生时或出生不久即出现的先天性听力损失，后者指此后的婴幼儿时期出现的听力损失。听力损失可能是多种因素共同作用的结果，但有时难以查明确切成因。儿童听力损失的可能成因包括以下几个。

遗传因素：约40%的儿童听力损失由遗传因素引起。证据表明，近亲结婚或亲缘相近的个体产生的后代发生听力损失的概率更高。基因或环境因素导致的先天性耳畸形或听神经畸形可能是导致听力损失的原因。

产时因素：包括早产、低出生体重、新生儿窒息和新生儿黄疸。

感染：母亲怀孕期间感染风疹、巨细胞病毒等可能导致新生儿听力损失，此外，脑膜炎、麻疹和流行性腮腺炎等也可能导致听力损失。在低收入国家，慢性化脓性中耳炎等耳部感染非常常见，除导致听力损失外，耳部感染也可能引起致死性并发症。

耳部疾病：耵聍栓塞（耳垢堆积）及耳道积水引起的咽鼓管堵塞（非化脓性中耳炎）等常见耳部疾病也可以导致儿童听力损失。

噪声：长时间大音量地使用智能手机、MP3等个人音频播放设备可能导致听力损失。烟花、爆竹等短时间高分贝的噪声可能会导致永久性听力损失。此外，新生儿重症监护病房的设备噪声也能够导致听力损失。

药物：用于治疗新生儿感染、疟疾、耐药结核及癌症等的多种药物，因其具有耳毒性，均可导致听力损失。在很多地区，尤其是存在药物应用不规范的区域，耳毒性药物经常被用于治疗儿童常见感染性疾病。

——摘自世界卫生组织：《儿童听力损失》，https://www.who.int/topics/deafness/childhood-hearing-loss/zh/，2020-04-15。

八、生殖系统

生殖系统是生物体内和生殖密切相关的器官成分的总称。生殖系统的功能是产生生殖细胞，繁殖后代，分泌性激素和维持性的特征。

（一）生殖系统概述及特点

两性的生殖系统均包括内生殖器和外生殖器两部分。女性内生殖器包括阴道、子宫、输卵管及卵巢。女性外生殖器指女性生殖器官的外露部分，又称外阴，包括阴阜、大阴唇、小阴唇、阴蒂、阴道前庭。男性内生殖器由睾丸、输精管道和附属腺组成。男性外生殖器包括阴阜、阴囊和阴茎。

儿童在青春期以前，生殖系统的发育是十分缓慢的。男孩的睾丸在出生时一般已降至阴囊内。1~10岁时睾丸长得很慢，其附属物相对较大；阴茎的海绵体腔较小，包皮包住龟头，包皮口狭窄，包皮系带粘连。女孩的卵巢滤泡在胎儿期最后几个月已经成熟，只在性成熟后才开始正规排卵。

（二）生殖系统的保健要点

1. 注意清洁，预防感染

无论男性还是女性婴幼儿都应该注意外生殖器的清洁，清洗时使用清水即可。注意水温不要太高、手法要轻柔，清洗用的毛巾、盆等器具要专人专用。如果发现男孩的尿道口发红或女孩的阴道口发红、有异常分泌物，可能已经出现感染，要及时就诊。

2. 教会幼儿认识自己的身体，提高安全意识

父母在家庭生活中要选择适当时机，如洗澡、睡觉前等，自然地让幼儿认识自己的身体，尤其是要让幼儿认识到生殖器官与人体其他器官一样并不神秘。但是，也要告诉幼儿，自己身体被内衣遮盖的部分，除了父母或医生，其他人不可以接触。

3. 正面回答幼儿提出的性问题

当幼儿提出有关性方面的疑问时，成人不应回避、遮掩，应自然地用幼儿能理解和接受的言语与方式予以解答，使幼儿的好奇心和求知欲得到满足。切记不可答非所问，甚至严词呵斥，不要让幼儿认为生殖器官是下流、丑恶的象征。

4. 性别认同

孩子出生后，无论性别如何，在取名、着装、生活用品的选择上都不应混淆，如不要给男生穿裙子等，以免影响其性别的自我认同，导致发育过程中心理和行为的改变。

九、内分泌系统

内分泌系统是由内分泌腺（垂体、甲状腺、甲状旁腺、肾上腺、性腺和胰岛等）组成的。内分泌系统与神经系统、免疫系统共同构成网络体系，调节机体的新陈代谢、生长发育和生殖等生理过程。本章将简要介绍内分泌系统的特点及保健要点。

（一）内分泌系统的概述及特点

激素是内分泌系统及内分泌细胞分泌的最基本物质，是由内分泌器官产生，经血液循环运输到靶器官或组织发挥效应的微量化学物质。激素分泌过多或不足都会引起机体功能紊乱，发生各种疾病。

与婴幼儿生长发育和免疫力密切相关的腺体有垂体、甲状腺和胸腺。

1. 垂体

垂体位于颅腔内，分前叶和后叶两部分。垂体是人体最重要的内分泌器官，它受下丘脑的调节控制，分泌促甲状腺素、促肾上腺皮质激素、促性腺素及生长激素等。垂体在个体出生时已发育得很好，它的质量有很大的个体差异。一般在4岁以前及青春期生长最为迅速，机能也较活跃。

垂体分泌的生长激素，是从出生到青春期影响生长的最重要的内分泌激素。生长激素对儿童的生长发育极为重要。幼儿时期生长激素分泌不足，可能患侏儒症，分泌过多则可能患巨人症。

一天24小时内，生长激素的分泌是不均衡的，清醒时分泌少，入睡后分泌多，因此睡眠对婴幼儿的生长发育是十分重要的。

2. 甲状腺

甲状腺位于颈前部，是人体最大的内分泌腺。甲状腺分泌的激素是甲状腺激素，主要生理作用是调节新陈代谢、促进生长发育及组织分化、促进神经系统的发育等。甲状腺功能减退造成甲状腺激素缺乏，会导致患儿智力发育落后、生长发育迟缓及生理功能低下。甲状腺功能亢进会导致甲状腺激素分泌过多，造成患儿新陈代谢旺盛、神经系统兴奋性增高等。

甲状腺激素的合成需要碘，缺碘时可引起甲状腺组织增生而导致腺体增大。婴幼儿生长发育旺盛，对碘的需求高，容易缺碘。

3. 胸腺

胸腺位于胸骨后面，分左、右两叶，在个体出生时约重10 g，出生后两年内生长很快，以后随年龄而继续增长，至青春期后逐渐退化。胸腺与机体的免疫功能有密切关系。由骨髓所产生的淋巴干细胞不具有免疫功能，当这些细胞经由血液循环到达胸腺，在胸腺停留一段时间后，在胸腺素的作用下就具有免疫功能了。胸腺还是造血组织，能产生淋巴细胞，并运送到淋巴结和脾脏等处。

婴幼儿如果胸腺发育不全，会对机体的免疫功能造成不利影响，易患各种感染性疾病。

（二）婴幼儿内分泌系统的保健要点

1. 合理摄入碘

婴幼儿的饮食要均衡，不能挑食、偏食，对于饮食中碘含量不足的地区，应给幼儿补碘，但对于碘摄入较多的地区，应禁止额外补碘并推荐使用无碘食盐。

2. 充足睡眠

保证婴幼儿充足的睡眠有利于生长激素的分泌，对生长发育有促进作用。

◎ 本章小结 ◎

人体是由八大系统组成的，即运动系统、呼吸系统、消化系统、循环系统、泌尿系统、神经系统、生殖系统、内分泌系统。每一个系统分别由不同的器官组成，各系统和器官有着不同的功能。本章还单独介绍了感觉器官。婴幼儿身体各器官的结构和功能与成人相比有着很大的差异及自身的特点。婴幼儿照护者应能够"知其然，更知其所以然"，在掌握婴幼儿身体各系统、各器官的解剖和生理特点的基础上，促进其身体和心理的健康成长。

◎ 小任务 ◎

1．经常有家长喜欢给婴幼儿穿紧身衣服，你认为这种做法对吗？为什么？

2．当孩子问"我从哪里来"这个问题时，如果你是孩子的父母，你会如何回答？

3. 为什么婴幼儿易患呼吸系统疾病？该如何预防？请提供几条切实可行的措施。

常见问题解答

问题1   如何保护婴幼儿的牙齿？

解答   照护者不要让婴幼儿喝着牛奶、果汁或含着任何含糖食物入睡，不要一直将奶嘴放在婴幼儿的口中。一旦进食结束或入睡，应立即将奶嘴拿走。幼儿要多吃谷物、蔬菜和水果，尽量减少高糖食物的摄入。出牙后立即开始用软布或棉布给婴儿清洁牙齿，随着牙齿萌出，改成用软毛小牙刷刷牙。2~3岁时可以开始教幼儿自己刷牙。所有的婴幼儿都应该定期进行口腔健康检查，发现龋齿及时治疗。

问题2   要保护婴幼儿的眼睛，照护者该怎样做？

解答   教导婴幼儿不在光线过强或暗的地方看书、画画；不躺着看书；不在走路或乘车时看书；集中用眼一段时间后应望远或去户外活动，以消除眼的疲劳；电子产品（电视、手机、平板电脑）的使用要有节制，每次控制在半小时左右，使用时要注意距离不要太近。教育婴幼儿不要揉眼睛，毛巾、手绢要专用，远离易伤害眼睛的危险品，如烟花、沙子、利器等。定期为婴幼儿进行视力测查和眼病筛查，有异常及时就诊。

问题3   如何帮助婴幼儿养成良好的饮食习惯？

解答   婴幼儿进食要定时、定点、适量进餐，少吃零食，尽量尝试各种食物的味道，不挑食、不偏食。照护者应注意培养婴幼儿养成细嚼慢咽的习惯，吃饭时不要催促。进食前应避免过度兴奋，专心进食，不要边吃边玩、边吃边看电视、追逐喂养。

问题4　请结合婴幼儿尿道特点，谈谈如何预防尿路感染。

解答　女宝宝的尿道短，且外口暴露接近肛门，易受细菌污染。男宝宝的尿道虽较长，但常因有包茎和包皮过长，尿垢积聚时也易引起上行性细菌感染。所以，照护者应每晚用清水清洗婴幼儿的外阴、肛门，清洁外阴的毛巾、盆要专人专用。尽量不要给婴幼儿穿开裆裤，并教育婴幼儿不要席地而坐。婴幼儿使用的便盆应每天洗刷，定期消毒。注意婴幼儿大便后应从前往后擦，以免粪便中的细菌污染尿道口。

第四章　婴幼儿的心理发展特点

通过学习本章，你将可以：

1. 领会动作发展对于婴幼儿成长的意义，掌握婴幼儿动作发展的进程。

2. 了解婴幼儿认知发展的基本理论，掌握婴幼儿感知、注意、记忆、想象和思维发展的进程。

3. 熟悉婴幼儿语音、词汇和口语发展的进程。

4. 知晓情绪情感对婴幼儿生存和发展的重要意义，了解婴幼儿基本情绪的发展呈现哪些特点。

5. 掌握婴幼儿气质的类型，熟悉向不同气质的婴幼儿给予适宜照顾的原则。

6. 掌握亲子依恋的形成和发展过程，了解婴幼儿同伴交往的作用及发展的进程。

　　心理发展是儿童健康成长的重要方面，学习和掌握儿童心理发展的基本知识是做好早期保育与教育的基础。婴幼儿阶段是人一生中心理发展的最早时期，本章将从动作、认知、语言、情绪情感、气质和社会性发展等方面介绍婴幼儿心理发展过程中的基本规律和主要特点。

一、婴幼儿动作的发展

　　婴幼儿的心理是在活动中形成和发展起来的，而活动是在神经系统特别是大脑的支配下，通过婴幼儿的动作来实现的，因此，婴幼儿的动作发展程度常作为评价其心理发展水平的一项指标。学习婴幼儿的动作发展方面的知识，主要是领会动作发展对于婴幼儿成长的意义，知晓婴幼儿动作发展呈现哪些特点、发展的进程是怎样的。

（一）婴幼儿动作发展的意义

　　"动作是人类最重要的一种基本能力，也是个体进行实践活动不可缺少的重要工具。对个体发展而言，动作具有保障生存与促进发展的双重价值。"[1]儿童出生后第一年在动作的发展上就取得了非常重大的成就，特别是出现和发展了作为人类特有的动作——手的动作和直立行走。第二年动作发展相对稳定。第三年又是迅速发展的时期。[2]婴幼儿早期动作内容虽然相当少，但能"使动作日益丰富、分化、整合，不断提高作用于外界的有效性，从而更好地适应人类社会环境。从这个意义上讲，动作可以视为个体早期的外显智力"[3]。

　　婴幼儿动作的发展与其脑的内部形态及功能有着密切的关系，因为大脑皮层直接参与并控制着运动的发展。现代脑生物学研究表明，人类的脑功能有区域性特点，即人脑的某个部位比较偏重某项功能，但这并不是说这个部位一定是干什么的，所谓的分工也不是绝对意义上的。例如，在脑的动作神经中枢，有掌管手运动功能的神经组织，它使手在运动时，与大脑相应管理手功能的神经元相联系。手的动作越精细，操作程度越复杂，相应的神经组织在大脑内占的面积越大。一般来说，拇指与食指能完成相当复杂的精细动作，相应的神经组织在大脑的运动

---

　　① 董奇、陶沙、曾琦、［美］凯帕斯 J：《论动作在个体早期心理发展中的作用》，载《北京师范大学学报（社会科学版）》，1997（4）。

　　② 北京市教育委员会：《0～3岁儿童早期教育指南》，53页，北京，北京师范大学出版社，2010。

　　③ 董奇、陶沙、曾琦、［美］凯帕斯 J：《论动作在个体早期心理发展中的作用》，载《北京师范大学学报（社会科学版）》，1997（4）。

中枢内占很大面积，因为这些动作需要有许多功能复杂的神经元支撑。

科研人员通过引导大脑皮层相应区域诱发电位发现，身体表面感觉灵敏度与在大脑皮层内人体的感觉投射区域紧密相连。脑成像技术显示，手的各个部分在大脑皮层有相应固定的投射区，随着手部精细动作技能的提高，大脑皮层相应代表区就扩大，同时大脑皮层发生功能重塑。另外，因为手与五指相应区域在大脑皮层所占区域几乎与整个下肢所占区域相等，因此，大脑从手指得到的感觉信息最多，同时反馈于手指的指令也最为频繁。

动作发展在个体早期心理发展中起着重要的建构作用，它使个体能够积极地构建和参与自身的发展。具体而言，动作在个体早期心理发展中的建构功能主要体现在以下四个方面。

其一，动作与脑科学的神经心理研究成果显示，大脑（结构）与动作（功能）之间存在着双向作用。

其二，动作使婴幼儿对外部世界各种刺激及其变化更加警觉，并使感知觉精确化。

其三，动作是婴幼儿认知结构的奠基石，它使婴幼儿的认知结构不断改组和重建。

其四，动作改变着个体与物理环境、社会环境的互动模式。例如，当婴儿会爬后，自我独立探索的范围扩大，开始改变原有的那种以母亲等成人为依恋对象、以身体接触为主要方式的近侧安全感，此时婴儿必须发展与母亲交往的新形式，从而形成新的安全感。这就导致了会爬行的婴儿在依恋、社会性参照能力等方面表现出与同年龄不会爬行婴儿的不同特点。

"动作和运动在儿童早期的心理发展中具有积极价值。"[1] "在个体发育的早期，动作发展是评价、诊断、监测个体身心发展状况的重要指标。"[2]动作不仅是婴幼儿日常生活中的基本活动，也是他们积累感官经验和丰富表达的有效途径。

---

① 杨宁：《儿童早期发展与教育中的动作和运动问题——四论进化、发展和儿童早期教育》，载《学前教育研究》，2011（10）。

② 李静、刁玉翠：《3~10岁儿童基本动作技能发展比较研究》，载《中国体育科技》，2013（3）。

进行身体活动是婴幼儿自然成长和社会化的过程。这一切都在告诉人们，婴幼儿的动作发展是影响个体一生身心健康发展的基石。

从人的发展规律来看，婴幼儿时期是动作发展的高峰期与敏感期。国内外大量的研究证明，婴幼儿期动作的良好发展会对身体健康、认知、情绪情感和社会性等多个方面产生良好影响，并为个体未来的全面发展提供有利条件。反之，如果动作发展出现障碍，个体的发展也会受到阻碍。

（二）婴幼儿动作发展的进程

1. 动作发展的基本原则

婴幼儿动作的发展与神经系统的发展密切相关，遵循一定的先后次序，表现为以下五个特点。

（1）头尾原则

婴幼儿的动作发展是自头端向足端进行的，例如，婴儿先会抬头（见图 4-1），然后才是会坐和爬，最后能站和走。

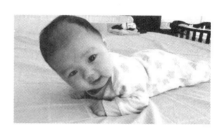

图 4-1　一名 2 个月大的婴儿
正在努力抬头

资源链接

想了解 2 个月婴儿俯卧抬头时的表现，可扫描文旁二维码，观看相关视频。

（2）近远原则

婴幼儿动作的发展是从身体中部开始的，越接近躯干的部位，动作发展越早。例如，婴儿最早出现的是头的动作和躯干的动作，然后是双臂和腿部有规律的动作，最后才是手的精细动作。婴幼儿通常是先会大臂动作，然后才会用手指捏东西。

（3）大小原则

婴幼儿动作的发展是从大肌肉动作开始向小肌肉动作过渡的。首先出现的是躯体大肌肉动作，如头部动作、躯体动作、双臂动作、腿部动作等，然后才是灵巧的手部小肌肉动作，以及准确的视觉动作等。

（4）从泛化到分化

婴幼儿最初的动作是全身性的、笼统的、散漫的，以后婴幼儿的动作逐渐局部化、准确化。例如，新生儿受到疼痛刺激后，边哭边喊，全身乱动，而日后婴幼儿受到同样的疼痛刺激后，会向相反方向躲避。

（5）从无意动作到有意动作

婴幼儿动作的发展越来越多地受心理、意识的支配，呈现从无意动作向有意动作发展的趋势。

2. 婴幼儿动作发展的进程

表4-1按照婴幼儿的月龄给出了0～3岁婴幼儿大肌肉动作和小肌肉动作发展的时间和标志性动作。

表4-1　婴幼儿动作发展时间表[①]

月龄	大肌肉动作发展顺序	小肌肉动作发展顺序
1个月	俯卧位时能勉强抬头。	能双手握拳，碰触时能伸缩。
2个月	俯卧抬头30°～45°，直立位时头一晃一晃地竖一下。	兴奋时手舞足蹈，全身乱动。
3个月	俯卧时能持久抬头45°，扶着坐时头向前倾，头微晃、不稳。	能握住送到手边的长柄物。
4个月	俯卧时抬头90°，扶坐时头稳定。	会伸出双臂，试抓眼前悬挂物。
5个月	能翻身至俯卧位，拉起坐时头不后仰。	能用手迅速抓面前的玩具，大把抓握。

① 整理自北京市教育委员会：《0～3岁儿童早期教育指南》，54～55页，北京，北京师范大学出版社，2010；[美]珍妮特·冈萨雷斯－米纳、黛安娜·温德尔·埃尔：《婴幼儿及其照料者——尊重及回应式的保育和教育课程（第8版）》，张和颐、张萌译，187～188页，北京，商务印书馆，2016。

续表

月龄	大肌肉动作发展顺序	小肌肉动作发展顺序
6 个月	扶着坐时会主动抬头,扶站时能主动跳跃。	能用中指、无名指、小拇指及掌心抓握物体。
7 个月	俯卧时以腹部为中心做旋转运动,可以独坐 1 分钟。	会用摇、敲、传递等多种方式玩一个玩具。
8 个月	独自坐稳,左右转动自如,扶着栏杆能站立。	会用桡掌或桡指抓握物品。
9 个月	会爬行,并会扶物站立。	能用拇指与食指对指取小物品。
10 个月	会扶着栏杆走,扶着栏杆自己坐下。	会笨拙地主动松手放下或扔掉手中的玩具。
11 个月	拉着一只手能走,会独自站立片刻。	会钳式捏起小丸。
12 个月	能走几步,会爬台阶。	一手能同时抓握 2~3 个小物品,会有控制地抛球。
15 个月	独走稳当,拉着一只手能走上楼梯。	能垒出 1~3 块积木,会大把抓握笔涂鸦,会用勺子取食物。
18 个月	会拉玩具小车倒退着走,自己扶栏杆上楼梯。	能垒 3~4 块积木,能随意翻书。
24 个月	会分脚跳,会跑,会踢球、抛球,独自上下楼梯。	会根据情境垒 5 块积木,能一页一页地翻书,会画不封口的圆。
30 个月	会双脚起跳,会变速跑,会双脚从末级台阶跳下。	能画封口圆和十字,会用简单的玩水工具玩水,会穿不系带的鞋。
36 个月	会两脚交替上下楼梯,能骑三轮车,能沿线走。	能独立搭建积木,会穿珠子、系扣子,能画线条人。

　　需要指出的是,让婴幼儿掌握好当下正在学习的技能尤为重要。照护者应把关注的重点放在婴幼儿每个时间段的发展质量和途径上。在儿童做好准备时,他们自然会开始学习新的本领,照护者不应怀着儿童发展越快越好的想法,犯"还没有学会走就学跑"之类的错误,急于让他们达到发展中的下一个里程碑,应鼓

励婴幼儿充分地练习他们已经习得的运动技能，不要刻意"教"他们那些充满挑战性的新运动技能。

0~1岁时，照护者应多关注婴儿翻身、爬、站和走的发展。这一时期的婴儿需要一个安全的运动空间，衣着以方便运动为主。这一时期有一些问题需要重视，例如，刚发现婴儿会做翻身动作时，有些照护者就觉得不用训练翻身了，其实，如果婴儿自己能翻过一半身子，就可以锻炼连续翻滚了。练习连续翻身，会使婴儿动作灵敏，全身活动协调，并为之后的爬行做好充分的准备；学站时，应注意如果婴儿的站姿出现内八字、外八字、踮脚尖的情况，只要他站得还算稳，其站立姿势会随着身体平衡能力的进步而改善，成人不用过于担心。如果到了10个月左右婴儿还没有站立的迹象，就要注意是否有发育上的问题。

1~2岁时，大肌肉动作和小肌肉动作都有很大的发展。18个月后可以适当关注幼儿的手部精细运动技能的发展，此时，请他们做一些简单的自理任务是促进幼儿精细运动技能发展的最好的活动。

2~3岁时，幼儿已经掌握了多种动作，应多关注幼儿各种熟悉动作的发展，如跑、爬梯等。鼓励幼儿充分地练习他们已经习得的运动技能，建议成人适当地陪幼儿参加户外活动，注意动静交替，做一些适合幼儿的体育游戏，动作幅度不要太大，要简单，并有必要的重复动作。

3. 婴幼儿动作发展异常信号

了解必要的常识，能为婴幼儿的健康发展提供必需的保障。虽然婴幼儿的发育速度各有不同，但大部分都遵循同样的发育规律。早产婴儿一般会较正常婴儿发育慢几周或几个月。如果婴幼儿在发育中表现出以下行为特点，成人一定要引起警觉，除要进一步关注之外，还要及时咨询相关医护人员和随诊就医。

①四肢过于僵硬或柔软，并且身体姿势松软无力。

②与同龄儿童相比，身体协调性很差，或移动的动作笨拙。

③更多地用身体的一侧来活动。

④在活动时表现出痛苦的症状。

⑤在1岁时，伸手够物或捡起身边的物品仍很困难。

⑥在 2 岁时，仍很难独立行走、踢较大的球或用两三块积木搭建。

⑦在 3 岁时，仍不能上下楼梯、灵活地奔跑而不跌倒，仍不会翻书。

（三）促进婴幼儿动作发展的原则

婴幼儿动作发展是一个长期过程，照护者需遵循一定的原则，才能促进其健康成长。

第一，以游戏为基本活动，以不同的方式进行身体活动。让婴幼儿充分享有自由的活动，有适宜的玩具，除必要的安全保护外，避免使用各种限制他们活动的装置。

第二，在日常生活中促进发展。培养婴幼儿动作的发展应与其家庭日常生活和身边的环境紧密结合在一起。

第三，遵循变化的原则。由于遗传、环境、教育等方面的影响，每一个婴幼儿身心发展的速度各不相同，其身心素质的特质也不同，因此，每个婴幼儿都有自己的"发展时间表"，对婴幼儿动作的培养不应强求一律。

第四，遵循安全性原则。例如，促进婴幼儿动作发展一定要考虑使用的材料、活动的场地是否安全。

第五，遵循发展性原则。婴幼儿动作的培养要以发展为导向，鼓励他们充分练习已经获得的技能，接受新动作的挑战，在关注婴幼儿现阶段动作发展质量的同时，为下一阶段的发展打好基础。

需要特别指出的是，近年来家庭的需要越来越呈现出多元化、个性化，一些家长更加追求让婴幼儿发展一些特殊技能，与此同时，婴幼儿身体发展的最基本需要反而成了被忽视的部分。大多数年轻家长能从自己早期发展的经历中意识到婴幼儿大动作发展的重要性，却很难做到知行合一。在现实教养过程中，家长往往更重视婴幼儿小肌肉精细动作的发展。家人之间教养观念的偏差、对婴幼儿大肌肉运动造成的外伤与危险性的过度解读、教养技能的缺失等因素，从不同方面、不同程度影响了婴幼儿大肌肉动作的发展水平。从个体看，这种影响在婴幼儿发展的早期又是隐性的，不易被家长察觉。一般情况下，待到儿童入幼儿园、入小学时，家长才开始意识到可能产生了不良影响，而此时已经错过了婴幼儿大肌肉动作发展的高峰期与敏感期。

资源链接

　　想了解婴幼儿动作发展的里程碑，可扫描文旁二维码，阅读资料《婴幼儿主要动作发展里程碑》。

二、婴幼儿认知的发展

　　认知是指个体认识外界事物的过程。儿童的认知发展包括感知觉、注意、记忆、思维、想象等方面的内容。儿童借助这些心理活动来获取知识和运用知识。学习婴幼儿的认知发展就是要了解其认识水平和认知能力随年龄增长发生了哪些规律性变化，婴幼儿是如何学习和认识世界的。

（一）婴幼儿认知发展的基本理论

1. 皮亚杰的观点及感知运动阶段

　　在儿童认知发展理论研究方面，最有影响的是瑞士心理学家皮亚杰。皮亚杰通过提出发生认识论揭示儿童是如何认识这个世界的。他认为，人的认识来源于动作。儿童作用于外界物体，在动作的过程中与外界物体相互适应、相互改变。这种通过动作对外界物体的适应就是儿童发展的真正原因。适应的过程是机体与环境取得平衡的过程。智慧的本质即适应。

　　皮亚杰将儿童的认知发展划分为四个阶段：感知运动阶段（0~2岁），前运算阶段（2~7岁），具体运算阶段（7~11岁），形式运算阶段（11岁以上）。每个阶段都有其独特的相对稳定的认知结构。此处主要介绍婴幼儿认知初步发生、发展的感知运动阶段。

　　在感知运动阶段，婴幼儿还不能完成头脑内的许多活动，而是用眼睛、耳朵、手和其他感知运动装备来"思考"，与外界互动。儿童最早的动作是与生俱来的无条件反射，即各种先天行为，在此基础上，逐渐发展出各种新的本领。该阶段，婴幼儿获得了关于"自我"和"他人"的初步理解，发展了客体永久性认识，并产生了语言和表象。客体永久性认识表现为当看到某一个客体在视野某处消失时，儿童仍能在该处寻找。例如，当着婴幼儿的面，把一个玩具藏到某物体的后面，儿童虽然一时看不到玩具了，但仍然会到这个物体后面去寻找它（见图4-2）。表4-2列出了感知运动阶段经历的6个发

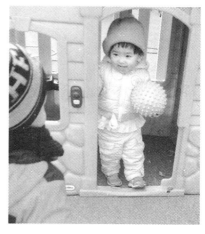

图4-2　"我找到啦"——两名20个月的幼儿在玩"你藏球、我找球"的游戏

展水平，显示出婴幼儿从基于动作的认知水平发展到能够在动作之前进行想象、思考的心理水平。

表4-2　感知运动阶段[①]

月龄/月	感觉运动行为	举　　例
0~1	简单的先天行为。	哭、吮吸、抓握。
1~4	将简单的行为精细化，重复并进行组合。	伸手够、抓握、吮吸手或手指。
4~8	借助物品重复某些活动，开始有限的模仿。	偶然的动作使得婴儿床移动，婴儿注意到了，并努力想让其再次发生。
8~12	意图性：计划某种运动，让一些事情发生。	用绳子把玩具拉得更近。
12~18	尝试用物品制造出一些新事物。	如果一个小球从桌边滚下去会弹跳，那么一本书会不会呢？
18~24	能够想象事件并解决问题，通过心智组合产生新"发明"，开始使用词语。	假装扔球，以唤起照护者注意："看这儿，球。"

---

① ［美］珍妮特·冈萨雷斯–米纳、黛安娜·温德尔·埃尔：《婴幼儿及其照料者——尊重及回应式的保育和教育课程（第8版）》，张和颐、张萌译，212页，北京，商务印书馆，2016。

感知运动阶段的发展显示，婴幼儿探索世界的过程中，不是被动的接受者，而是积极地建构了对于世界的新知识、发展了智慧。照护者应注意呵护婴幼儿的好奇心和主动探索环境的欲望。2岁以后，幼儿开始进入前运算阶段，可以通过使用口语、表象等来代替不在眼前的人和事物。

需要指出的是，皮亚杰认为，由于环境、教育、文化以及儿童自身等因素的共同影响，具体到某一个儿童的发展，每个阶段的到来可以提前或推迟；并且，尽管两个阶段之间存在一定的交叉，但儿童都是在现有认知能力的基础上学习新本领的。由此启示照护者，在儿童发展的过程中，一方面要充分认识和把握多种影响因素的作用；另一方面应注重婴幼儿现阶段认知能力的发展，切忌拔苗助长。

2. 维果茨基的观点及最近发展区

近年来，人们越来越关注儿童生活的文化情境对儿童心理发展的影响。俄国心理学家维果茨基（Lev Vygotsky，1896—1934）强调社会和文化对儿童心理发展的影响，其理论被称为社会文化理论。该理论认为社会互动是儿童发展问题解决能力的先决条件，语言在认知发展中发挥着核心作用。成人与儿童分享一些文化活动，有利于儿童更好地理解他们所处的世界，可以大大地增长儿童在该文化背景下的知识经验和能力。

维果茨基提出了最近发展区的概念。儿童发展有两种水平：一是现有的发展水平；二是在有指导的情况下借助成人的帮助可以达到的解决问题的水平，或是借助他人的启发、帮助可以达到的较高水平。两者之间的差距，即儿童独立完成任务时表现出的发展水平与他人指导下所达到的解决问题的水平之间的差异，就是最近发展区。它意味着儿童在最近的将来可能达到的发展水平，显示着儿童发展的潜能。维果茨基的观点表明，当儿童遇到新的挑战时，可以在成人或更有经验的同伴帮助下得以提高。需要指出的是，他人的这种帮助应是适当的，而非强迫式地给予和推进。

由维果茨基的理论得到的启示是：一方面，照护者应努力为婴幼儿创设积极的社会交往环境，如良好的亲子互动环境、师幼交往环境、同伴交往环境等；另一方面，以婴幼儿现有的认知发展水平为基础，运用最近发展区理论，引导婴幼儿适度挑战自我，不断获得新的发展。

（二）婴幼儿认知发展的进程

感知觉是婴幼儿认识世界的开端，在婴幼儿的心理发展中占有重要地位。婴幼儿通过各种感觉器官不断收集和应用感觉信息，开启对事物的了解并使大脑中的神经元间的联系得以加强，为各种高级的、复杂的心理活动的产生和发展奠定基础。

1. 婴幼儿感知的发展

感觉是人脑对直接作用于感觉器官（如眼睛、耳朵和皮肤等）的客观事物的个别属性的反映。客观事物有颜色、声音、温度、软硬、味道等各种属性，人们用眼睛看颜色、用耳朵听声音、用手体会温度、用舌头品尝味道等都是感觉。知觉是人脑对直接作用于感觉器官的客观事物的整体属性的反映。通过知觉，人们将感觉输入的信息加以解释，赋予意义。

婴幼儿在出生后，先是发生各种单一的感觉，而后，随着生活经验的不断增加，可以对各种单一感觉整合起来进行反映，知道这个事物的含义，即产生对客观事物的知觉。例如，新生儿一出生就能够看和听，但最初见到妈妈的面孔、听到妈妈的声音，却并不会意识到这就是妈妈。在随后的生活经历中，婴儿逐渐将妈妈的面孔、声音以及对自己的照料等联系在一起，形成对妈妈这个人的整体认识，知道这就是妈妈。婴幼儿在知觉发展过程中，需要大脑将来自不同感官的信息进行整合处理，感觉统合起到了关键作用。

研究显示，新生儿在出生前，感觉器官和神经系统已经基本具备了处理各种感觉刺激的能力。出生后，新生儿就能接受光、声音、气味、味道、触碰等各种刺激，表现为最初的视觉、听觉、嗅觉、味觉、触摸觉、运动觉和温度觉等，其后，婴幼儿的感知水平将随着神经系统的不断成熟而提高。在实际生活中，婴幼儿的感知觉是紧密联系着的，下文将把感知觉的发展结合在一起做介绍。

（1）视觉的发展

视觉是婴幼儿获得外部信息的主要渠道。新生儿在刚出生时能区分明暗，但其眼睛的晶状体调节能力很差，最佳视距约为 20 cm。这就意味着在新生儿的视线范围内，许多东西看起来都是模糊的，可是如果母亲抱着孩子喂奶，新生儿能够看清母亲的脸。几周大的婴儿就能区分不同的颜色，并且表现出对红、橙、黄等暖色调的偏爱，照护者可以根据婴儿的喜好提供相应颜色的物品。

2 个月后婴儿晶状体的调节功能基本成熟，4 个月时的视觉协调合成功能已经成熟，并开始出现手—眼协调动作，比如，看到有趣的事物，会主动伸出手去接触。

深度知觉是判断物体距离远近的知觉。要抓取物体，或爬行时避免撞上其他物体、从床上掉下来，婴儿必须具有一些深度知觉。沃克和吉布森（Walk & Gibson）等人设计了著名的"视觉悬崖实验"，认为在婴儿开始爬行的时候，多数婴儿可以区分深和浅，从而避免从高处跌落下来。另有一些研究显示，婴儿在最初开始学习爬行的时候，仅靠眼睛看并不能很好地判断高处带来的危险，因此，照护者应保证婴儿有足够的爬行练习时间。

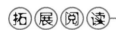 拓 展 阅 读

视觉悬崖实验

美国心理学家沃克和吉布森首创了一项旨在研究婴儿深度知觉的实验——视觉悬崖实验（如图 4-3 所示），这后来成为发展心理学的经典实验之一。

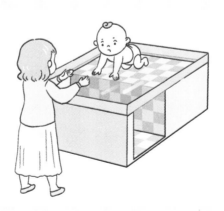

图 4-3　视觉悬崖实验

拓展阅读

　　研究者制作了一个平坦的玻璃平台，平台的一半比地面高出 1 米，与玻璃紧贴着（看起来像浅滩），另一半的高度与地面一样（看起来像深渊），平台的高、低两部分都铺着红白棋盘图案的格子布，以造成"悬崖"的错觉。沃克和吉布森选取 36 名 6.5～14 个月的婴幼儿进行实验，婴幼儿被放在玻璃平台上，让其母亲在另一边招呼婴幼儿时，发现大多数婴幼儿会毫不犹豫地爬过浅滩一边，但爬到看起来具有悬崖特点的一边时，纵使母亲在对面呼唤，他也不肯过去。该实验说明会爬行的婴幼儿已经有了深度知觉。后来有研究者将 2～3 个月大的婴儿腹部向下，放在视觉悬崖装置的"深渊"一边时，发现婴儿的心跳速度会减慢，这说明他们虽然体验到了物体深度，但把"深渊"视为好奇的刺激。

　　面孔知觉能够帮助婴儿建立最早的社会关系。每天有许许多多的人和事物在新生儿眼前飘过，唯有人的面孔最能吸引新生儿的注意，这为婴儿建立依恋和人际交往提供了最初的基础。大约 3 个月时，婴儿能够很好地区分不同面孔的特征，这个本领为认准母亲的脸庞提供了保证；7～10 个月时，婴儿开始把人们的表情知觉为有意义的整体，能够将开心和惊奇等积极表情的脸孔与悲伤和害怕等消极表情的脸孔区别对待，进而能够识别他人行为的含义，并做出反应。比如，婴儿做出了拍手的动作，如果照护者对此报以愉快的表情，婴儿会更愿意做这个动作。

　　（2）听觉的发展

　　新生儿能听见声音，区分声音的高低、强弱、品质和持续时间。

　　1～2 个月的婴儿似乎表现出对有规律且和谐的乐音的偏好，不喜欢杂乱无章的噪音；喜欢听人说话的声音，尤其是母亲说话的声音；4～5 个月大的婴儿已经能够从相似的词语中识别出自己的名字；7～8 个月的婴儿乐于合着音乐的节拍舞动双臂和身躯，婴儿对大人说话的语气、语调也越来越敏感，会以欢愉的表情回报成人愉快、柔和的语调，以不安甚至大哭来应对生硬、严厉的声音；9～12 个月

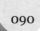

的婴儿对有些来自视野以外的声音也会努力去寻找，并判断声音的来源。

值得注意的是，婴幼儿需要体验不同的声音，也需要安静的环境来感受各种声音的差异。多种声音同时存在，会对婴幼儿造成过度刺激，无法集中注意力；另外，婴幼儿对噪声的敏感度比成人高，成人应注意保护其听力。

（3）触觉的发展

触觉是肤觉和运动觉的联合，是婴幼儿认识世界的重要途径。依靠触觉或触觉与视觉、听觉等感觉的协同活动，婴幼儿不仅能认识事物的各种特性，还能通过与他人的身体接触获得舒适感与满足感，建立依恋关系。

新生儿出生就有触觉反应，特别是嘴部周围、手掌、脚心等部位非常灵敏。0~2个月时，婴儿的触觉主要为各种无条件反射，如觅食反射、吮吸反射、抓握发射、防御反射等。例如，在物体接触到嘴唇时，他们会有口部动作；在物体触碰到手掌心时，他们就会抓握物品。

婴儿对物体的触觉探索最早是通过口腔触觉来进行的。2~3个月的婴儿在吮吸时，对熟悉的物体的吮吸速度逐渐降低，而换了新的物体后，吮吸速度随即加快，这显示婴儿通过口腔活动可以辨别不同的物体，从而完成探索活动。6个月以后，婴儿会用全身的各个部位感受触觉刺激，尝试对所接触的不同材质进行分辨。

口腔触觉是婴儿认识物体的重要手段，当婴儿手的触觉探索活动发展起来之后，口腔探索才逐渐退居次要地位。特别是在1岁以前，婴儿的口腔触觉发挥了重要的探索作用，在1岁后的相当长一段时间，幼儿仍然会经常把拿在手里的玩具放到嘴里来啃咬，将口腔的探索活动作为手的探索的补充。

手触觉对于婴幼儿发展认知有重要价值。手—眼协调动作的出现，是6个月前的婴儿认知发展的重要标志。5~6个月开始，婴儿能够将视觉和手的触觉协调起来，在视觉的引导下，伸手抓住东西，从此，手真正成为婴儿认识外界物体的器官。7个月左右，婴儿越来越多地用手摆弄物体，积极主动地进行触觉探索。2~3岁时，幼儿已能辨别物体的软硬、冷热和粗糙程度等各种属性。

婴幼儿喜欢看见什么东西都摸一摸、碰一碰，也喜欢在大人身边"黏糊"。这种情况年龄越小的孩子越明显，成人应给他们提供多样化的触觉刺激，比如，适当接触柔软的、坚硬的、光滑的、粗糙的、凉的、温的、干燥的、湿润的、粗的、细的、分量重的和分量轻的等能够引起不同触感的物品，并且多亲亲孩子、抱抱孩子、拉着孩子的小手，满足他们的认识需求和情感需求。

（4）味觉、嗅觉和痛觉

新生儿已经显示出味觉的偏好，表现出厌恶苦味、喜欢甜味。母乳是甜的，如果奶瓶有点甜味，新生儿也会努力地吮吸。几个月大的婴儿的味觉已经非常敏感，对任何味道的改变都会有所反应，能立刻分辨出新的食物。与成人相比，婴儿更喜欢和享受食物的原味，成人不要过早给婴儿的食物添加调味品。

新生儿的嗅觉也很灵敏，出生24小时内已经能初步辨别不同的气味。闻到不好闻的气味会皱眉，闻到好闻的气味则会有愉快的反应。哺乳时，新生儿会循着奶香寻找母亲的乳头。

刚出生的婴儿对痛觉就非常敏感。婴儿期经历反复的、大量的疼痛刺激会造成神经系统的发育受到影响，导致在长大后对疼痛更加敏感。

2. 婴幼儿注意、记忆、想象的发展

（1）注意的发展

注意是心理活动对一定对象的指向和集中。新生儿一出生就具备注意能力，表现为与生俱来的定向反射。例如，正在吃奶的时候听到大的声响会使他们暂停吮吸。

注意可分为无意注意和有意注意。无意注意是自然发生的，事先没有预定目的，也不需要意志努力。1岁前婴儿的注意基本都是无意注意，而且很不稳定，婴儿很容易受到环境中各种刺激的影响而转移注意力。无意注意是被动的，是对环境变化的应答性反应。环境中那些运动的、闪光的、颜色鲜艳的事物都容易引起婴儿的注意，能满足生理需要的事物也容易引起注意。婴儿还比较偏好注意图案相对复杂的事物。随着生活经验的增加，婴儿对一些与生存相关的熟悉的事物更加注意，比如，他们对母亲的一举一动特别关注。

1~3岁幼儿的注意仍以无意注意为主。他们探索世界的活动需要引起和维持注意。各种形象、鲜明、生动、直观、不断变化的物体，与幼儿的经验有关、符合他们兴趣的事物，都可以成为引起他们无意注意的原因。

1岁以后，幼儿注意的发展受语言的支配，他们不仅能注意当前感知的事物，也能够注意成人用语言描述的事物。比如，听到母亲说"小喵喵来了"，幼儿会转过头去寻找。

1.5岁以后，随着幼儿对语言理解能力的不断提高，说话、看图书、听故事等言语活动也成为幼儿注意的领域。照护者可以通过和幼儿聊天、一起看图画书等言语活动，促进注意力和言语能力共同发展。

2岁以后，幼儿关注的事物更多，他们对周围的人的活动和各种事物都能加以注意，注意的时间也有所延长，特别是在玩玩具的时候，能够持续保持注意。照护者应为幼儿提供有趣的玩具、动脑筋的游戏，并尽量避免打扰或强迫幼儿中断活动，以帮助幼儿更好地维持注意。

有意注意是指有预定的目的，需要一定意志努力的注意。出生后第一年的末期，随着活动能力的增强和语言的发展，婴儿能够按照成人的指令完成有目的的注意任务，注意开始具有有意注意的色彩。

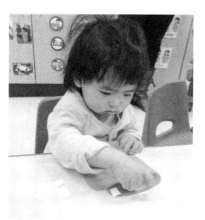

图4-4　一名19个月的幼儿
在专注地完成任务

1岁以后，客体永久性认识的发展也使幼儿的注意活动具有了明确的目的性。他们会注意到事物从眼前消失，并努力去寻找（见图4-4）。但受生理成熟的制约，婴幼儿有意注意的发展比较缓慢。由于有意注意受大脑额叶的控制，大约在7岁时，大脑额叶的发展才达到成熟水平，因此，婴幼儿的注意基本上是无意注意。

（2）记忆的发展

记忆是人脑对过去经验的保持和提取，是对经历过的事物的反映。新生儿能够分辨熟悉的事物和新的事物，能够建立新的条件反射，这些都是记忆的表现。人们所记忆的经验主要通过再认和再现两种形式提取。

婴儿期的记忆主要是以再认的形式表现出来的。一些反复多次出现的人和事容易给婴儿留下印象。比如，日夜照护婴儿的人逐渐被婴儿熟悉。明显的再认出现在 6 个月左右，表现为婴儿能够区分出熟悉的人和陌生人，见到熟悉的人时会很放松和开心，见到陌生人则会感到不安，开始认生，说明婴儿对人脸的识别和记忆能力有了明显的提高。此时，婴儿再认的保持时间很短。

接近 1 岁时出现的客体永久性认识也表明婴儿已经能够回忆被隐藏起来的物体。

1～2 岁时，幼儿能够很好地回忆人、地点、物体和行动，即延迟模仿。比如，在简短地观察成人摆弄一个新玩具后，1 岁的婴儿可以在 1 个月之后模仿这个行为，而 2 岁的幼儿至少在 3 个月之后还能回忆起来。

回忆能力与幼儿语言的发展有着密切的关系。1～2 岁幼儿的记忆缺乏明确的目的性，属于无意记忆，而 2 岁幼儿能够有意识地回忆以前发生过的事情。比如，在照护者的要求下，幼儿能够回想刚才发生在自己身上的一些事情，说出吃了什么食物、和谁一起玩等，形成自传体式记忆。3 岁前婴幼儿的记忆一般不能永久保持，人们在成年后几乎回忆不起来 3 岁前的经历，这种现象被称为"幼年健忘"。

（3）想象的发展

想象是对头脑中已有的表象进行加工改造从而创造新形象的过程。想象并非与生俱来的，到 1.5～2 岁时，幼儿头脑中能够形成有一定稳定性的记忆表象，出现了想象的萌芽。

婴幼儿想象的发展可分为表象迁移阶段、表象替代阶段、想象游戏阶段。

表象迁移阶段大约出现在 1 岁 8 个月，此时幼儿的想象表象和记忆表象非常接近，并没有明显的加工改造痕迹，表现为简单的记忆表象迁移，例如，把遥控器当成手机来玩耍。

2 岁以后，幼儿的想象迅速发展，进入表象替代阶段。他们在玩游戏时可以用想象替代缺少的游戏材料，还可以通过想象在不同的场合给同一种物体赋予不同的功能。

2.5 岁左右时，幼儿开始进行象征性游戏，依托几样简单的玩具和游戏材料就可以投入想象游戏中。

总的来说，1~3岁幼儿的想象水平低，想象内容非常贫乏、零散，通常局限于模拟生活中的某些场景及成人的某些动作，创造性成分也很少。

3. 婴幼儿思维的发展

思维是人脑对客观现实间接的、概括的反映。人的思维亦非天生就有，1.5~2岁是儿童思维的发生时期。婴幼儿最初产生的思维与其动作发展相联系，被称为直觉行动思维。这是婴幼儿依靠对事物的感知，在自己与客体相互作用的行动中进行的思维。

直觉行动思维主要有以下两个特点。

一是直观性和行动性，指婴幼儿的思维离不开对具体事物的感知，离不开自身的动作。例如，见到眼前的玩具，才能对它进行游戏，并且此时婴幼儿的思维只能在玩玩具的动作中才能得以维持，如果玩具被拿走了，这个游戏也就停止了。

二是出现了初步的间接性和概括性，例如，婴幼儿不能直接取到放在毯子上的玩具时，发现可以通过拉动毯子的动作来得到玩具，并将这种动作概括化，用在其他类似的情境中解决问题。

直觉行动思维在2~3岁幼儿身上表现得最为突出。由于该思维方式只能反映自身动作所能触及的事物，幼儿不能在动作之外进行思考，因此，处于此阶段的幼儿的思维范围是狭隘的，他们也不能预见和计划自己的行动。

思维是人认识的高级阶段，是智力的核心。随着思维的发生，婴幼儿的认识过程完全形成了。由于思维具有间接性和概括性、能够反映事物的本质和规律性联系，因此思维的发生和发展使婴幼儿的认识过程发生了重要质变。例如，思维发生之前，婴幼儿的知觉只能单纯反映事物的外部特征，有了思维的指导以后，知觉开始反映事物的意义和事物之间的关系。

（三）促进婴幼儿认知发展的原则

婴幼儿认识世界离不开各种认知活动，成人应重视其认知发展。

第一，婴幼儿的认知需求始终处于变化之中，应依据不同年龄阶段提供有适宜刺激的环境。

第二，婴幼儿的学习是无处不在的，尤其应重视让婴幼儿在日常生活中、家庭环境中、游戏中自然而然地进行各种认知活动，积累知识经验，逐渐提高认知水平。

第三，丰富婴幼儿的感官体验，在婴幼儿可接受的范围内，提供多种类型的刺激和多样化的活动，充分调动婴幼儿的眼、耳、鼻、舌、皮肤等多种感觉器官及手等参与认知活动。

第四，鼓励婴幼儿以自己喜欢的方式去探索和玩耍，用自己的感官获取认知经验，给他们自己解决问题的机会；必要时，成人给予婴幼儿言语提示等，启发他们解决问题；鼓励婴幼儿与同伴互动，学习解决问题的方法。

第五，给婴幼儿提供安全的探索环境。

第六，建立良好、稳定的亲子关系（或师幼关系等），积极回应婴幼儿的好奇心和探索行为，使婴幼儿具有安全感，在信任、回应的关系中获得最好的学习效果。

三、婴幼儿语言的发展

语言是以语音为载体、以词为基本单位、以语法为构建规则的符号系统。言语指的是人们运用语言的过程，包括对语言信息的接受和理解及表达。婴幼儿在掌握语言之后，可借助语言这个工具进一步扩大认知范围、拓展人际交往形式、提升思维水平，心理反应的内容和形式会更加广泛、丰富和深刻。学习婴幼儿的语言发展方面的知识，主要是了解婴幼儿是如何获得本民族口语的，在语言发生、发展的过程中呈现出哪些特点和规律。

（一）0~1岁婴儿的语言发展

婴儿不是一出生就掌握语言的，但人类的婴儿天生就有学习语言的潜能。一般而言，婴儿在 1 岁左右说出第一批能真正被人们理解的词，0~1 岁是儿童语言发生的准备阶段。

1. 语音理解的准备

在婴幼儿语言活动的发生、发展过程中，接受性言语（对语言的感知、理解）先出现，表达性言语出现较晚。

（1）语音知觉能力的准备

新生儿对语言刺激非常敏感。与一般的声音相比，他们对语言表现出更多的关注。与其他人的声音相比，婴儿更偏好倾听自己母亲的声音。研究显示，新生儿听到自己妈妈的声音时，比听到陌生女性的声音时吮吸奶嘴更起劲。

几个月大的婴儿还具有对语音范畴的知觉能力。他们能够分辨两个语音范畴之间的差异，为未来理解语言做准备。例如，能够分辨"b"和"p"的发音是处于两个语言范畴的，而对发音处于两者之间的声音则予以忽略。

（2）语词理解的准备

大约 6 个月时，婴儿已经表现出话语理解的萌芽，能对不同的语调（如强硬的或轻柔的）做出不同反应。

8～9 个月的婴儿已经能够"听懂"一些成人的话语。成人对婴儿讲话时，他们会听，并做出相应的动作反应。例如，成人对婴儿说"拍拍手"，婴儿会做出拍手的动作。最初，婴儿并非对语词本身的意义有确切的理解，而是对成人说话时的语音、语调、表情、动作等整个情境进行反应。如果成人改变了语调和其他情境，即使使用的是同样的发音，婴儿也不能做出同样的反应。

通常到 11 个月左右时，婴儿能够真正理解语词的含义，表现为能够将语词作为单独的信号进行相应的反应，不再受复合情境的影响。1 岁左右时，婴儿可以理解几十个词。

2. 发音的准备

婴儿的发音是从最初的哭声中逐步分化出来的，并沿着"单音节音—双音节音—多音节音—有意义语音"的顺序发生和发展。

（1）简单发音阶段（1～3 个月）

出生 1 个月左右，婴儿的哭叫声开始分化，出现 ei，ou 等声音。2 个月以后，婴儿能发出一些非哭叫的声音，在成人的引逗之下尤为明显，如发出 ai，a，e， ei，nei，ai，i 等音。这个阶段婴儿的发音出于本能行为，婴儿只要一张口，气流自口腔中冲出，音也就发出来了，并不需要较多的唇舌运动。

（2）连续音节阶段（4～8 个月）

这个阶段婴儿能发出的声音很多，会出声笑、大声叫，他们以发音为游戏并从中感到快乐。婴儿在独处时能发出声音，但更喜欢对熟悉的人发音。在成人的引逗和回应下，婴儿会更加频繁地发音，以吸引成人与他们相处。成人应每天和婴儿玩发音游戏。

资源链接

　　想了解此阶段婴儿发音的表现，可扫描文旁二维码，观看相关视频。

此阶段婴儿发出的声音中，韵母增多，声母开始出现，还出现了连续重复同一音节的发音，如 da～da～da，ba～ba～ba～ba 等。起初，当婴儿发出 ma～ma，ba～ba 等音时，虽然与"妈妈""爸爸"的发音相同，但并未有相应词语的含义，婴儿不是真的在叫"妈妈""爸爸"本人。

（3）模仿发音阶段（9～12 个月）

9～12 个月，婴儿更多地出现咿呀学语，该时期是婴儿学说话的萌芽阶段。此时，婴儿除了重复同一音节，还明显增加了不同音节的连续发音，而且出现了语调的变化。这种变调的咿呀语依然没有确切的意思，但听起来很像在说话。

婴儿开始模仿成人的语音，近似词的发音增多。在与成人的不断互动中，婴儿逐渐能够把特定的语音和某个特定的具体事物相关联，说出最初的单词。在这个过程中，成人对婴儿的语音信号给予积极回应，是婴儿将声音与意义建立联系的关键。例如，婴儿发出"ma～ma"的声音时，如果妈妈总是马上积极愉快地回应，婴儿就比较容易把"ma～ma"与妈妈本人联系在一起，进而真正学会叫"妈妈"。

3. 语言交际能力的准备

（1）产生交际倾向（0~4个月）

婴儿天生就表现出与人沟通的倾向，他们能用不同的哭声吸引成人的注意，表达自己的多种需要。听人讲话时，婴儿会把自己的头转向说话人。如果成人满足了婴儿的照顾需求或对着婴儿说话，他们会报以微笑。正在哭的婴儿，在听到成人的声音时会安静下来。

（2）学习交际规则（4~10个月）

婴儿会听成人讲话，可以用语音来回应成人的话语引逗，还可以与成人"你一言""我一语"地轮流"说话"、玩发音游戏。例如，在做亲子游戏时，妈妈愉快地向婴儿说："宝宝，你好吗？"当妈妈说完以后，婴儿马上就会咿咿呀呀地发音，说只有自己才能听懂的"话"，说完之后，会停下来看着妈妈，好像在说："我说完了，现在又轮到你说话啦。"如果妈妈用语言继续回应婴儿，婴儿还会愉快地把"对话"继续下去。同时，这个阶段的婴儿逐渐会使用不同的语调（而非哭声）来表达自己的态度和需求。

（3）扩展交际功能（10~18个月）

此阶段的婴幼儿已经发展起真正的语言交际能力。婴幼儿能够使用一定的语音和动作一起来表达某个具体的意思，也可以用不同的发音来表达自己的欢愉或闹别扭。婴幼儿对成人的言语要求有反应，能遵循简单的命令做事。例如，听到"再见"时会摆手；听到"鼓掌"时会拍手；被问到"肚肚在哪里"时，婴幼儿会摸摸自己的小肚子。

（二）1~3岁幼儿的语言发展

经过第一年在语音理解、发音和语言交际方面的准备，幼儿从1岁开始进入正式学习语言的阶段。这一时期幼儿的语言能力得到迅速发展，在短短的两三年时间里基本掌握了本民族的口语。

1. 语音发展

1岁前婴儿语音的发展比较缓慢，1~1.5岁时幼儿语音发展较快，但由于发音器官不成熟，存在发音不够准确的现象，还会避免发那些难度大的音。比如，成人示范一些有难度的发音时，幼儿不愿意跟着模仿。

2 岁之前的幼儿往往不能辨别自己的错误发音与别人的正确发音之间的差异，因此，如果成人纠正 2 岁前幼儿的发音，往往很难奏效。2.5～4 岁是语音发展的飞跃期，幼儿的发音错误明显减少。待到 4 岁以上，幼儿基本能掌握本民族口语的全部语音，发音的准确性显著提高。

2. 词汇发展

1 岁左右，婴儿开始说出第一个词，到 15 个月，幼儿一般能说出 10 个以上词语，19 个月，约有 50 个词，到 2 岁时已掌握 300 个词汇。19～24 个月，幼儿词汇量迅速增加，这种现象被称为"词汇爆炸"。此阶段的幼儿能够利用从成人经常说的词汇、环境中感知到的事物的信息，迅速合理且准确地猜测出那些新词的意思。此后，幼儿仍以惊人的速度扩大词汇量，几乎每天都能掌握新词，而且学习的积极性很高，到 3 岁时，词汇量可达到 1 000 个左右。成人常常为幼儿词汇量的快速增加感到惊讶。

3. 口语发展

婴幼儿语言获得的基本规律是：先听懂（感知和理解），后会说（表达）。1～1.5 岁时，幼儿主要发展理解性语言，能表达少量的词。2 岁以后，表达性语言迅速发展。1～3 岁幼儿口语的发展分为以下两个阶段。

（1）不完整句阶段（1～2 岁）

此时期的幼儿能说出一个句子意思的词语，但句子的表面结构不完整，其言语发展包括单词句阶段和双词句阶段。

第一，单词句阶段（1～1.5 岁）。

单词句意味着此时期的幼儿使用一个词来表达一个句子的意思。例如，幼儿指着一个凳子说"坐"，不仅是指这个动作本身，还很可能表示自己想要坐这个凳子。此时，幼儿说话的积极性不高，较少主动说话，有时一天也说不出几个词语。有些情况下，幼儿也可能会说出成人难以听懂的话，辅以手势和表情表达自己的需要。

单词句有诸多特点。

①常与自身动作相关联。幼儿在使用单词句时，通常伴随着一定的动作和表情。比如，会面带微笑、用手指着凳子说"坐"。

②一词多义，意义不明确。例如，幼儿指着凳子说"坐"，可能表示自己想坐，也可能表示让妈妈坐这个凳子，需要比较亲近的成人根据当时的情境才能得出适宜的理解。

③多用重叠音。如"妈妈""拿拿""抱抱"等。

第二，双词句阶段（1.5~2岁）。

此阶段幼儿说话积极性高涨，开始说由两个单词组成的句子。例如，"爸爸抱""要嘟嘟"等。成人应用语言和行为积极回应幼儿的话语。双词句已经具备主语、谓语或宾语等组成句子所需的主要成分，意思表达比单词句明确，但其表现形式是断续的，句子结构也不完整。

（2）完整句阶段（2岁以后）

2岁以后是幼儿初学说话的关键时期。在良好的语言环境中，这一时期幼儿的口语发展最为迅速。此时期幼儿喜欢表达，说出的话语越来越复杂和完善，句子加长，对事物的描述也越来越具体和准确。他们开始学习运用句法结构完整的句子，能够更准确地表达自己的想法和愿望。讲话时除了涉及当前感知的对象和行为，还能够谈及过去或未来的事情，其认识活动的范围可以扩展到个体的直接经验之外。

其语言发展表现为以下几个特点。

①能说句法结构完整的简单句。例如："宝宝睡觉了。"2.5岁以后，幼儿能唱短歌谣，开始使用一些简单的修饰语。例如："娃娃的新衣服好看。"

②开始出现复合句。复合句由两个或两个以上意思密切关联的单句组成。幼儿最初出现的复合句数量较少，并具有句子松散、缺乏连词等特点。例如，"妈妈做饭，爸爸讲故事"等。此时，幼儿的自我意识也在发展，会用言语指导自己的行为（见图4-5）。例如，幼儿可能会说："现在我要吃饼干了，然后我要去拿小熊玩。"

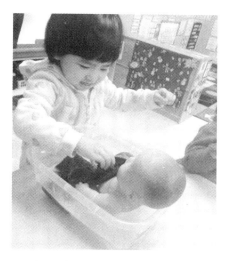

图 4-5　一名 33 个月的幼儿在与自己的"小婴儿"对话

（三）促进婴幼儿语言发展的原则

个体的语言能力在婴幼儿阶段迅速发展，经过短短的两三年时间，婴幼儿就基本掌握了本民族的口语。婴幼儿语言的发展受多种因素的影响，与其同时期感知觉、注意、记忆、思维等认知水平的发展以及生理成熟水平密切相关，也离不开他们所处的语言环境的作用。照护者可以采取多种方式促进婴幼儿语言的发展。

第一，与婴幼儿一起进行语言互动。婴幼儿是在说话、回应和倾听等日常生活的自然情境里习得母语的，与成人的积极有效互动是语言发展的关键。

第二，提供良好的语言示范。早在婴儿说话之前，照护者就要使用语言与其交流，耐心而具体地向他们描述正在发生的事情，同时鼓励婴儿发音或参与到对话中。照护者要聆听、关注和积极回应他们的表达。

第三，提供多种有趣的事物和活动让婴幼儿倾听和讨论。一些婴幼儿不愿意开口，是因为缺乏说话的题材和说话的动力。在婴幼儿具有一定的言语表达和交流能力后，照护者应注意不断增加婴幼儿的认知经验、文化生活经验，扩展他们可以用于学习和交际的语言素材，在促进婴幼儿言语发展的同时提高其社会适应能力。

四、婴幼儿情绪情感的发展

情绪情感是人对客观事物的态度体验及与之相应的行为反应。开心、焦虑、感兴趣、无聊、害怕、发脾气，凡此种种，每时每刻，各种情绪情感因婴幼儿的愿望或需要是否得到满足而产生。情绪情感影响着婴幼儿的心理活动和行为，婴幼儿年龄越小，情绪情感在他们的心理生活中就越占重要地位。学习婴幼儿情绪情感发展方面的知识，主要是了解情绪情感对婴幼儿生存和发展的重要意义，了解婴幼儿基本情绪的发展呈现哪些特点。

（一）情绪情感在婴幼儿生存和发展中的作用

1. 情绪情感是婴幼儿适应生存的重要心理工具

人类婴儿从种族进化中获得了多种基本情绪，如愉快、兴趣、惊奇、厌恶、痛苦、愤怒、惧怕、悲伤等。基本情绪是不学而能的，在婴儿出生后陆续发生。例如，新生儿在身体舒适时会发出微笑，接触到不良刺激时会皱眉，摇头反映厌恶、拒绝等，两三个月大的婴儿看到成人的面孔趋近时会主动报以微笑。这种先天具有的情绪反应能力，成为人类婴儿与照护者之间的沟通信号，使婴儿不是单纯被动地接受成人照顾，而是能够主动地传达生存需求的信息，从而得到最适宜的照护。

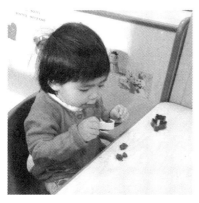

图 4-6　一名 21 个月的幼儿在愉快地独自游戏

2. 情绪情感是婴幼儿心理活动和行为的激发者

情绪情感直接指导、调控着婴幼儿的行为，对婴幼儿的心理活动和行为具有明显的激发和动机作用。例如，在积极、愉快的情绪下，婴幼儿乐于做事、能与人和谐相处（见图 4-6）；而在情绪不佳时，就做事消极，甚至故意闹别扭。婴幼儿心理和行为的情绪色彩浓厚，情绪情感直接支配着他们的行为。

3. 情绪情感是婴幼儿进行人际交流的重要手段

从个体的发展来看，婴幼儿的感情交流早于言语交流出现。借助面部表情、动作、声音等方式，婴儿从出生不久就可以传递感情信息，向成人"表达"他们自身的生理、心理状态和各种生理性的、社会性的需要。婴幼儿在掌握语言之前，主要是以表情作为与人交流的手段的。例如，婴儿遇到不确定情境时，会主动从母亲的面部表情上寻找信息，以决定自身的行为。即使在幼儿初步掌握语言之后，表情仍然是幼儿进行人际交流的重要工具，在某些情况下，幼儿常常用表情辅助语言表达或以一定的表情替代语言展开交流。

4. 情绪情感影响婴幼儿个性的形成

人的个性是在后天环境的影响下逐步形成的。婴幼儿时期是个性形成的奠基时期，婴幼儿经常受到特定环境刺激的影响，反复体验同一种情绪情感状态，会逐渐形成与之相应的稳定的情绪特征，并使其成为性格结构的重要组成部分。

（二）婴幼儿基本情绪的发展

1. 快乐

快乐是一种最基本的积极情绪。处于快乐之中的婴幼儿被满足感伴随，是轻松自如的。快乐是推动人与人有效交流的重要手段，快乐的儿童易于与人交往。婴幼儿的微笑给照护者带来快乐，增加了婴幼儿的生存机会。婴幼儿从成人的照护中获得快乐，有助于早期依恋的形成。

快乐的儿童乐于学习和做事情。婴幼儿在玩耍和学习活动中取得成就的同时也充满了喜悦，这种喜悦是其进一步学习和做事的真正内在动力。如果婴幼儿经常能够在成就中获得快乐体验，就有助于他们形成积极乐观的个性。

婴儿最初的笑表现为自发性的微笑，主要发生在睡眠中、吃饱喝足了以及听到柔和的声音或适宜的触碰时。6～10 周，婴儿对人的面孔有显著的微笑反应，出现"社会性微笑"。3 个月左右，婴儿在与人交往时经常微笑。4 个月左右，婴儿开始出现"有选择的社会性微笑"，他们对熟悉的人脸比对不熟悉的人脸报以更多的微笑。例如，见到家人比见到陌生人更开心。10～12 个月大的婴儿会随着情境的变化展露不同的笑容。例如，婴儿在需要得到照护时，会用无声的微笑迎接友好的陌生人，而将显著的"脸颊上升"的微笑来回应自己父母的问候（见图4-7）。

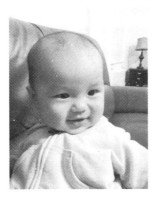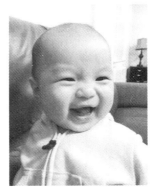

图4-7　左图：一名6个月的婴儿对不熟悉的人的微笑
右图：这名婴儿见到妈妈时开心的样子

在儿童成长的早期，基本生活需要的满足常常是引起愉快的原因。一方面，吃得饱、睡眠充足、尿布清洁、身体舒适等生理需要的满足给婴幼儿带来愉快；另一方面，与成人建立良好的互动关系，爱的需要得到满足，也是婴幼儿快乐的重要来源。照护者应以积极、关爱的态度回应婴幼儿的生理需求，即在满足婴幼儿生理需要的同时满足其心理需要，使他们在身心愉悦的情境中发展。

2. 兴趣

兴趣是一种积极的感情唤醒性状态，是婴幼儿旺盛的好奇心、求知欲的内在来源。兴趣在婴幼儿认知发展上起着巨大的作用。处在兴趣状态的婴幼儿，倾向于了解周围的环境和事物。他们会扬起眉毛，张大或微眯双眼，以扩大视野或集中视力吸收信息，并且能够保持注意，激励、维持自我展开信息加工。

兴趣也是一种先天性的情绪，新生儿能够对外界的刺激做出反应，产生相应的探究行为。例如，在见到适宜的光之后，新生儿会产生注视它的行为；在接收到某种声音刺激后，会朝声源方向转头。

婴儿长到4个月以后，适宜的光或声音刺激的重复出现能引起他们的兴趣。

婴儿会做出反应，使有趣的景象得以延续。比如，照护者摇动拨浪鼓，婴儿会对着它微笑，同时手舞足蹈。对相似性物体进行再认的发生，是婴儿建立感情依恋的基础。例如，许多婴儿都对身边经常玩耍的毛绒玩具爱不释手。在对有趣的玩具探索时，婴儿还能够从玩具的不断重复再现过程中获得探索的满足和快乐感。例如，婴儿会对同一个玩具捏一捏、摇一摇、咬一咬等，体验到摆弄玩具带来的快乐。这种快乐感的释放又会引发进一步的探索活动，如抓一抓、拍一拍、敲一敲等。这种兴趣—快乐的相互作用共同支持了婴儿的学习。

到 9 个月以后，婴儿的兴趣发展进入新的阶段，此时婴儿对没有见到过的新异物体感兴趣。当新异物体出现时，婴儿会主动做出重复性动作去了解物体本身。例如，婴儿会不断地将玩具抛出去，看看会发生什么结果。到两三岁时，新异兴趣能引发幼儿的模仿行为，他们学会把玩具放进一个亲身经历过的情境中，饶有兴趣地玩耍（见图 4-8）。例如，模仿父母的行为，给自己心爱的玩具娃娃洗澡、吃东西。

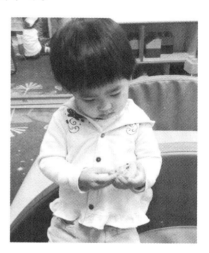

图 4-8　一名 22 个月的幼儿在饶有兴趣地进行"研究"

兴趣是儿童进行探究活动的先导，也是维持认知加工的重要因素。由于婴幼儿的认知活动带有强烈的无意性特点，明显受情绪的制约，因此，成人应重视引发他们的兴趣。

3. 痛苦

能够导致婴幼儿痛苦的因素多种多样，如疼痛、强光、噪声、过冷或过热、饥饿等。而分离，无论是身体的分离还是心理的分离，都是婴幼儿痛苦的重要原因。婴幼儿与亲人分离时，往往感到被抛弃、不能得到同情，因而会产生痛苦体验。例如，一些父母把婴幼儿交给其他照护者之后，转身就离开，而后者又没有提供及时有效的抚慰，婴幼儿会明显体验到分离带来的痛苦。

痛苦体验包含着悲伤、沮丧、孤独、被孤立，感到自己无法达成心愿、不能留住亲人等。痛苦中的婴幼儿感到自己是无助的，希望引起他人的同情和帮助。

一些婴儿习惯用吮吸拇指的方式来缓解痛苦情绪。持续存在的痛苦会使婴幼儿产生愤怒。例如，儿童会因为持续与亲人分离而爆发愤怒情绪（发脾气），这种反应也能在一定程度上减弱痛苦感。

生活中，虽然有些痛苦是无法避免的，但婴幼儿经常处于痛苦之中，尤其是长期缺乏亲人的关怀和抚爱，易于形成负面的个性情绪特征。成人应理解处于痛苦状态的婴幼儿，并帮助婴幼儿发展对负面情绪的自我调节策略，逐渐形成缓解或战胜痛苦的能力。

4. 恐惧

恐惧是儿童出生时就有的情绪反应，随着年龄的增长，他们恐惧的对象逐渐增加。6个月以前，引起婴幼儿恐惧的主要是一些强度大、新异变化大的事件，如巨大的声响、从高处摔下等。

6个月左右，婴儿开始出现怕生现象，即对陌生刺激物产生恐惧反应。此时，婴儿已经能够将生人面孔与熟人面孔区别开来，在面对不熟悉的成人时，婴儿出现恐惧表情，对陌生人发生警觉、拒绝与之接近，这种现象也被称为陌生人焦虑。

2岁左右，婴幼儿对于噪声、陌生人、不熟悉的事物、疼痛、坠落下来的恐惧感降低了，但出现了与想象相联系的恐惧情绪，即预测性恐惧。例如，害怕黑暗、怕大灰狼、怕怪物、怕坏人把自己抓走等。

成人应理解并接受儿童的恐惧，为他们提供安全感，做正确的情绪示范，耐心向儿童讲解引起害怕的对象，帮助他们学会辨别具有危险的情境，找到应对恐惧的有效方式。

表4-3呈现出婴幼儿出生两年内情绪发展的里程碑，反映了婴幼儿情绪的发展受到其自身认知发展水平和人际互动的共同影响。

表 4-3 婴幼儿出生两年内情绪发展的里程碑[①]

大致年龄	里程碑
出生	婴儿的情绪由两种普遍的唤醒状态组成：被愉快刺激吸引和从不愉快刺激中退缩。
2~3 个月	婴儿出现"社会性微笑"，并对成人的面部表情以同样方式回应。
3~4 个月	婴儿开始因非常活跃的刺激而发笑。当父母—婴儿交往被干扰时，悲伤的表情出现。
6~8 个月	基本情绪表情是组织良好的，并且随环境事件的变化有目的地发生改变。婴儿开始更经常以及在更广泛的情境下变得愤怒。恐惧，特别是陌生人焦虑开始上升。对熟悉照护者的依恋非常明显，分离焦虑出现。婴儿把照护者作为探索的安全基地。
8~12 个月	婴儿把表情知觉为有组织的模式，对它们的意义的理解有所增强。社会性参照出现。
18~24 个月	羞怯、窘迫、内疚和自豪等自我意识情绪出现，用于谈论情感的词汇迅速发展，情绪自我调节能力变得更好。开始察觉他人的情绪反应可能不同于自己，移情的最初迹象出现。

（三）婴幼儿情绪情感的社会化

婴幼儿在成长过程中，需要不断学习为人处世的规则以适应社会。情绪情感的社会化是婴幼儿进行社会交往的基础，是其情绪情感发展的主要趋势。正如从表 4-3 中看到的，随着成长，婴幼儿出现的情绪反应由最初的与生理需要相联系，逐渐加入了与社会性需要相关的成分。

1. 情感中社会性交往成分的增加

人在社会中生存，总要通过言语、思想、情感、行为等手段与他人互动。在婴幼儿的情绪活动中，社会性交往的内容随年龄的增长而不断增加。一项针对 1.5 岁和 3 岁幼儿微笑次数的研究发现，1.5 岁幼儿对自己笑的比例最大，对教师笑

---

① ［美］劳拉·E. 贝克：《婴儿、儿童和青少年（第 5 版）》，桑标等译，320 页，上海，上海人民出版社，2008。

的比例次之，对其他幼儿笑的比例最小。而 3 岁幼儿则是对自己笑的比例最小，对其他幼儿、教师笑的比例呈现大幅增长，即"社会性微笑"的比例比 1.5 岁时大为提高。①

2. 表情的社会化

表情是情绪情感的外部表现，包括面部表情、肢体语言和言语表情。表情的使用为婴幼儿与成人交往提供了有力的工具。表情提供的信息在婴幼儿社会性行为的发展中起着特别重要的作用。

在生活中，婴儿对成人的表情反应十分敏感。7~10 个月的婴儿能够将高兴和惊奇等积极表情与害怕等消极表情区别对待，近 1 岁的婴儿已经能够将成人的表情线索与环境信息联系起来，理解表情表达的含义。例如，在面临可能危险的情境时，婴儿会先看看母亲的脸，参照母亲的表情来指导自己的情绪和行为。如果母亲面露微笑，表情是放松、肯定的，婴儿便会欣然接受这种环境，反之亦然。婴儿的这种能力被称为"社会性参照"。

社会性参照是婴儿与成人之间主动的情绪交流活动，婴儿据此与成人分享对当前事物的理解和感受，成人可以据此指导婴儿逐渐建立社会行为准则。例如，不断用积极、肯定的表情鼓励婴儿更多地出现积极友好的行为，用负性、斥责的表情阻止婴儿攻击他人的行为。

起初，婴儿的情绪完全外显，表情和动作都是真实情绪的直接表露，逐渐地，他们学会了在不同场合用不同的方式表达同一情绪。例如，一个 2 岁的幼儿在亲人面前会表示特别想得到一个新玩具，但在陌生人面前，可能就会尽力掩饰自己的喜欢之情，甚至会说"我才不要呢"。从 2 岁开始，幼儿已经能够用表情手段去影响他人，根据社会的需求调节其情绪的表达方式。比如，见到喜欢自己的祖辈会尽情地撒娇。照护者应注重婴幼儿积极情绪的培养，帮助他们适度表达情绪，逐步学会正确地识别和理解他人情绪，适应社会交往。

---

① 陈帼眉：《学前心理学（第 2 版）》，296 页，北京，人民教育出版社，2003。

（四）促进婴幼儿情绪情感发展的原则

情绪情感在婴幼儿的心理生活中占有重要地位，早期情绪经验对婴幼儿有长远而深刻的影响，照护者应高度重视婴幼儿良好情绪情感的培养。

第一，给予婴幼儿足够的关心和爱。婴幼儿一出生就需要爱，这种爱的需要并不会因为年龄的增长而减少。即使在满足婴幼儿生理需要时也要兼顾其心理需要的满足，使婴幼儿在身体舒适、心情愉快中健康发展。

第二，尊重婴幼儿的情绪感受。无论是积极情绪还是消极情绪，婴幼儿的情绪感受都是真实的。尤其应理解婴幼儿的痛苦、恐惧、愤怒等消极情绪，并帮助他们化解和应对。例如，帮助婴幼儿处理好陌生人焦虑、分离焦虑等。

第三，帮助婴幼儿发展情绪的自我调节能力，学习适度表达情绪。尤其在爱发脾气的婴幼儿面前，照护者应做良好的情绪示范。

第四，创设愉悦的生活环境，发展积极的情绪情感。例如，引发婴幼儿对事物的好奇心和兴趣，引导他们爱父母家人、爱老师、爱小朋友、爱大自然等。

五、婴幼儿气质的发展

在心理学中，气质指一个人所特有的心理活动的动力特征，是表现在心理活动的强度、速度、灵活性与指向性等方面的一种稳定的心理特征。显然，气质作为心理学概念，与平常人们言谈中对一个人气质高雅或低俗的界定并不相同。

人的气质受神经系统活动特性的制约，具有先天性，是婴幼儿最早表现出来的行为风格和回应外界的独特方式，在儿童期以及一生中都相当稳定。但气质也不是固定不变的，成人对不同气质的婴幼儿有不同的态度和行为，婴幼儿所接受的特定刺激、活动条件、人际互动、教育等都在一定程度上影响着气质的表达。学习婴幼儿气质发展方面的知识，主要是了解婴幼儿气质的类型，以及给予不同气质的婴幼儿适宜的照顾。

（一）婴幼儿气质的维度

婴幼儿的气质反映在行为的多个维度上。托马斯和切斯（Thomas & Chess）将婴幼儿的气质划分为 9 个相对稳定的维度。

活动水平：指婴幼儿总体运动的程度。主要表现为睡眠、饮食、玩耍、穿衣等方面身体活动的数量。例如，有的婴幼儿活动量大，总是不停地活动，会走路、能爬高以后更是时刻都在爬上爬下。有的则比较安静，待在一个地方几乎不动，行动起来也比较缓慢。

生理节律：指婴幼儿行为和生理功能的规律性。较规律的婴幼儿在睡觉、吃东西、排泄和做事上都有相对固定的时间，甚至一顿饭吃多少量、一觉睡多长时间都是一定的。不规律的婴幼儿则不定时和定量，例如，每天的排便时间是难以预测的。

注意分散度：指婴幼儿是否会因受到外部刺激而干扰到正在进行的活动。例如，在玩耍的时候，有的婴幼儿容易被周围的各种声音吸引，总是抬头东张西望；另一些则不为所动。

趋避性：指婴幼儿第一次见到新的人、新的事物时的最初行为反应，是趋向于接近还是回避。一些婴幼儿喜欢新鲜事物并且乐意去探索，例如，第一次吃某种辅食时，可以马上吃下去，不会吐出来；临时换了照护者，能比较顺利地接纳。另一些婴幼儿则趋向于退缩，几乎回避所有的新体验。

适应性：指婴幼儿对人、事、物的变化和变动适应得比较快还是很慢。有的婴幼儿很容易适应环境的变化，有的则相反。

注意广度、持久性：注意广度是指在同一时间内，婴幼儿能够清楚地觉察或认识客体的数量。例如，将若干个同样的小玩具同时呈现出来，有的婴幼儿一眼只能注意到其中的一两个，而有的婴幼儿一眼可以关注到三四个，后者的注意广度较大。注意的持久性是指婴幼儿在同一个对象或活动上保持注意的时间。有的婴幼儿可以长时间地做一件事情，例如，专注地玩一种玩具、阅读等，遇到困难也不会轻易放弃（见图 4-9）；有的则经常变换玩具，无法坚持。

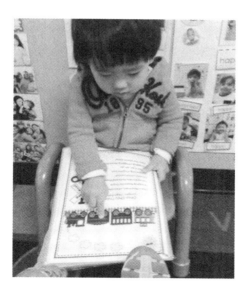

图 4-9　一名 25 个月的幼儿在认真地阅读

反应强度：指婴幼儿动作、情绪、言语反应的表现强度。例如，有的婴幼儿喜欢大哭大闹、大嚷大叫，有的则只是微笑、不声不响。

反应阈限：指引起婴幼儿反应所需要的刺激量。一些婴幼儿对刺激的出现比较敏感，较小的刺激就能引起反应；而有的婴幼儿则不在意那些细小的变化。

心境质量（情绪状态）：指婴幼儿的情绪表达是以愉快、高兴、友好比较多，还是正好相反。例如，有的婴幼儿一天的情绪总是比较快乐，处事随和，即使遇到不愉快的事情也很快就能过去；而有的婴幼儿则看起来整天闷闷不乐并且很难安抚。前者以积极情绪为主，后者以消极情绪为主。

在日常生活中观察婴幼儿时，活动水平和心境质量是体现婴幼儿气质差异的两个重要指标，照护者据此可以了解婴幼儿之间不同的气质表现。

（二）婴幼儿气质的类型

按照托马斯和切斯等人的研究结果，婴幼儿的气质类型可以划分为 3 种：容易型、困难型和慢热型。

1. 容易型气质

容易型婴幼儿具有积极的性情。他们的生理机能活动有规律，对新异刺激的反应一般是积极的，容易适应新环境，经常处于愉快的情绪状态，与成人的交流反应适度。大约有40%的婴幼儿属于容易型。

由于容易型婴幼儿生活规律、情绪愉快，成人能较轻松地回应他们的需求，且能从他们那里获得大量的积极反馈，因而容易受到成人最多的关怀和喜爱。

2. 困难型气质

困难型婴幼儿有更多消极的心境，饮食、睡眠等生理节律不规则，而且对新情境适应较慢。他们容易被激惹，也容易感到不安和发脾气，时常大声哭闹，而且不易接受成人的安抚，即使在游戏中也不愉快。困难型婴幼儿的人数较少，约占10%。

3. 慢热型气质

这类婴幼儿的活动水平低，对环境刺激的行为反应强度弱，心境较为消极，在新情境中常常是安静而退缩的，适应缓慢。在没有压力的情况下，随着时间的增加，他们能够对新异刺激缓慢地产生兴趣，最终适应环境。慢热型婴幼儿约占15%。

在托马斯和切斯等人的研究中，以上3种气质类型占到了被试总量的65%，另外35%的婴幼儿的情绪、行为倾向性和个人特点不明显，无法被归到其中的某一种类型中。这些婴幼儿的表现往往具有上述两种或三种气质类型混合的特点，属于上述类型的中间型或过渡（交叉）型。

表4-4呈现了婴幼儿气质在9个维度上的表现与3种气质类型之间的对应关系。

表4-4 托马斯和切斯的婴儿气质类型一览表[1]

气质维度	容易型	困难型	慢热型
活动水平	变动	变动	低于正常
生理节律	非常规律	不规律	变动
注意分散度	变动	变动	变动

---

[1] 转引自庞丽娟、李辉：《婴儿心理学》，313页，杭州，浙江教育出版社，1993。

续表

气质维度	容易型	困难型	慢热型
趋避性	积极接近	逃避	起初逃避
适应性	适应性强	适应慢	适应慢
注意广度、持久性	高或低	高或低	高或低
反应强度	中等或中偏下	强	很弱
反应阈限	高或低	高或低	高或低
心境质量	积极	消极（烦躁）	消极（低落）

（三）以婴幼儿气质表现为基础的早期照护原则

不同的婴幼儿由于气质类型不同，对环境的适应性和要求有很大差异。照护者应了解这些气质类型的特点，理解婴幼儿的个体差异，给予每个婴幼儿最适宜的照顾。托马斯和切斯等人提出了拟合度模型的概念，为照护者创设与不同气质类型婴幼儿积极互动的照护环境提供了指南。

第一，创设拟合度高的照护者—婴幼儿照护环境。

在拟合度高的情况下，婴幼儿特定的气质得到了认可，与所处环境的性质及要求是相匹配的，照护者可以逐步消减他们的适应不良行为。

第二，慢热型气质婴幼儿的照护。

这类婴幼儿的活动水平低、对环境刺激的反应不强，照护者应给婴幼儿充分的时间去适应新的环境，并且不给他们施加压力，由婴幼儿自己决定何时、如何展开探索活动。

照护者可以鼓励婴幼儿尝试新经验，但如果他们没有准备好，就不要着急和强迫他们。如果照护者缺乏耐心，过多地干涉婴幼儿的行为，反而会强化他们的退缩行为。

第三，好奇心强、高活动水平婴幼儿的照顾。

不应期望他们能长时间保持安静状态。照护者尤其要注意他们的安全，并且专门留出一些时间来与他们进行互动，给予更多的指导，将婴幼儿的精力导向积极发展的方向。

第四，困难型婴幼儿的照护。

对照护者而言，照护困难型婴儿是一种挑战，需要付出极大的耐心和宽容。对于喜怒无常、经常烦躁不安的婴幼儿，使用强制策略并不奏效，因此，应当避免强迫婴幼儿服从指示。

在拟合度差的情况下，照护者经常是处于消极、不耐心、气愤甚至责罚婴幼儿的状态，这只会使婴幼儿更加烦躁、抵触和易激惹。因此，照护者应注意心境平和，成为良好情绪的示范者。

照护者应理解婴幼儿的表现，做好应对的心理准备，灵活处理他们的各种状况，注意给他们提供有趣的、好玩的游戏，耐心地与他们进行积极的互动。

研究发现，当照护者经常用积极、投入的态度与婴幼儿面对面地玩耍时，婴幼儿的情绪得到了调节，照护者与之相处的困难程度也会下降。

总之，照护者应认可和尊重婴幼儿的气质差异。无论与何种气质的婴幼儿相处，照护者都应始终对婴幼儿保持关注和积极互动，避免提出与他们的独特气质相冲突的要求，不仅在照护慢热型和困难型的婴幼儿时要这样做，即使对于容易型气质的婴幼儿也应如此。

六、婴幼儿社会性的发展

社会性发展（有时也称为"儿童的社会化"）是指儿童在一定的社会历史条件下，逐渐独立地掌握社会规范，恰当处理人际关系，妥善自治，从而能客观地适应社会生活的心理和行为发展过程。[①]婴幼儿从出生之日起，就生活在各种人际关系中，需要和周围的人打交道。通过社会交往，婴幼儿与家人、同伴等建立了最初的人际关系，学习与他人交流信息、交流情感，了解他人，也认识自己。与他人建立关系是儿童早期社会性发展的关键任务之一。学习婴幼儿社会性发展方面

---

① 王振宇：《儿童心理学》，197 页，南京，江苏教育出版社，2001。

的知识，主要是了解亲子依恋的形成和发展以及同伴交往的发展。

（一）婴幼儿的亲子依恋

亲子关系是指在血缘和共同生活的背景下，父母与孩子互动所构成的人际关系。它是婴幼儿最早建立的人际关系，也是人生早期最主要的社会关系，对于婴幼儿的心理发展具有重要影响。亲子之间的交往具有依恋性，亲子依恋是婴幼儿社会性发展的开端和组成部分。

1. 依恋的特点

依恋是指婴幼儿对其主要抚养者特别亲近而不愿离去的情感，是存在于婴幼儿与其主要抚养者之间的一种积极的、充满深情的、强烈持久的情感联系。由于婴幼儿的主要抚养者多为其父母，因此有时也将依恋称为亲子依恋。

近年来，有研究者认为，儿童可以与不同环境中的人建立起不同的依恋关系，依恋对象可以是父母，还可能是同伴、老师、好朋友，长大后还可以扩展到恋人、子女等，依恋的时期也不再局限于婴幼儿时期。现代学者更倾向于认为依恋是人与人之间的长久、持续的情感联结。

婴幼儿依恋具有以下显著特点。

（1）依恋关系是依恋双方情感交融的关系，但有一方表现得更为依赖

例如，婴儿更依赖母亲、不愿意与母亲分开，尤其是在痛苦和不安时最愿意与母亲在一起，希望得到母亲的抚慰。如果婴儿被迫与依恋对象分开，往往会产生分离焦虑和痛苦。

（2）依恋者寻求与依恋对象的身体亲近和目光追随

寻求亲近，是婴幼儿依恋的核心与基本的外在行为表现。例如，依恋母亲的婴儿总是喜欢在母亲身边活动，寻求与母亲的身体接触，婴儿的视线也总是围绕着母亲。婴幼儿的依恋行为主要表现为吮吸、啼哭、微笑、注视、发出声音、抓握、贴近、依偎、跟随等一系列行为。

（3）依恋关系可以提供安全感和自我效能感

依恋双方尤其是依恋者在面临压力、困难的时候，可以从依恋关系中获得安

全感和心理支持。例如，依恋自己母亲的婴幼儿在感到害怕时最容易出现对母亲的依恋行为，对他们而言，母亲就是最好的保护伞，母亲的抚慰能给他们带来身心放松和迎接压力、挑战的信心。

（4）依恋具有长期影响

早期形成的依恋关系，会在婴幼儿心理上留存下来，变为一个"内部工作模型"，能在较长时间内保持稳定。早期依恋关系的性质会对个体未来其他人际关系的建立产生影响。例如，有些母亲照护自己婴儿时习惯性地采取简单粗暴（或温柔细腻）的反应方式，是基于自己儿时与母亲互动时的依恋风格而来的，代际有较大的相似性。

2. 依恋的形成和发展阶段

依恋不是天生就有的，但婴儿天然就有趋近父母、寻求照护的需要，出生后会做出很多引起人们注意的行为，如啼哭、与人对视、在成人说话时转向声源等，表现出对成人的依赖。而在养育婴幼儿成长的过程中，照护者也会用自己的行为时时回应婴儿发出的各种信号，如提供照顾、眼神交流、爱抚等，满足他们的生理和心理需求。于是，亲子双方的感情在相互作用中日益增长、不断交融，逐渐建立了依恋这种非常亲密的关系。

通常情况下，母亲是婴幼儿的主要照护者，因此，婴幼儿的依恋对象主要是母亲，母婴依恋的形成和发展经历了四个阶段。

（1）无差别的社会反应阶段（0~3个月）

婴儿对人反应的最大特点是不加区分，对任何人的反应几乎都是一样的。这个时期的婴儿尚未实现对人际关系客体的分化，喜欢所有的人，包括陌生人。例如，婴儿只要看到人脸或听到人的声音就会发出微笑、舞动四肢、咿咿呀呀。此时婴儿的这些行为还不是真正意义上的依恋，但能唤起成人的感情，获得照护，满足其成长的需求。

（2）有差别的社会反应阶段（3~6个月）

婴儿对周围人的认知出现了分化，能够识别熟悉的人和陌生人的差别，也能将身边不同的亲人区分开来。婴幼儿倾向于选择那些能够引起特定的情感体验与行为反应、满足自身需要的人作为表现依恋行为的对象。相比其他照护者，婴儿对母亲表现出更多的微笑和积极情绪，更愿意依偎在母亲身边、接受母亲的抚慰，对陌生人的反应较少。此时的婴儿期望身边的照护者积极回应他们发出的信号，但在照护者离开时，并不会介意，也没有反抗行为。

（3）特殊的情感联结阶段（6个月~2岁）

这是依恋关系明确的时期，婴幼儿明显出现了专门对母亲的依恋，标志性事件是分离焦虑和陌生人焦虑的出现。

此时，婴幼儿格外关注母亲的一举一动，当母亲离开时，婴幼儿会烦躁不安，有明显的反抗、哭叫等行为，努力把母亲留下来，母亲离开后，也只有看到母亲回来了才会高兴起来，他人不能替代母亲。只要母亲在身边，婴幼儿就能放心地玩耍。婴幼儿会以母亲为安全基地，有母亲在场的情况下，他们会在新环境中探索、冒险，如果母亲不在视野里了，会回来寻求母亲的保护。当陌生人出现时，婴幼儿大多不再有积极反应，而是怯生、感到焦虑。

大约一半的婴幼儿在形成最初的依恋之后的几个星期内，开始对其他家庭成员产生依恋。到18个月时，只有很少的幼儿只依恋一个人，一些幼儿可能对5个或更多的人产生依恋。

（4）目标调整的伙伴关系阶段（2岁以后）

2岁以后，随着认知能力和语言理解、表达能力的迅速发展，幼儿能够认识和理解他人的情感、需要、愿望，明白父母离开和回来的原因，也能确定父母什么时候回到自己身边，分离焦虑降低。幼儿会把母亲作为交往的伙伴，考虑对方的需要，适当地调整自己与母亲交往的目标。例如，母亲要离开时，幼儿会很关切地询问母亲去哪里，什么时候回来，一旦搞明白母亲是去上班，并且相信她下班后还会回来，幼儿就会接受与母亲的暂时分离。

3. 依恋的类型

安斯沃斯（M. Ainsworth）等人利用"陌生情境实验"，测定了婴幼儿在陌生情境中与母亲分离、重聚时的反应，提出婴幼儿的依恋主要分为下面三种类型。

（1）安全型依恋

在陌生情境中，这类婴幼儿的人际关系表现出舒适、安全的总体特征。他们喜欢与母亲接近，把母亲作为"安全基地"。与母亲一起时感觉安心，能主动地探索环境，与陌生人的反应也比较积极；与母亲分开时，表现出烦躁不安，希望母亲回来，探究活动也明显减少；与母亲重逢时很兴奋，易抚慰，能很快平静下来并继续游戏。安全型依恋的婴幼儿占65%～70%。

（2）反抗型依恋

婴幼儿对母亲有矛盾的情感和明显的反抗行为。在陌生情境中，紧靠母亲，很少有探索行为，却有明显的陌生人焦虑。在母亲离开之前，就显得很警觉，当母亲离开时，他们非常苦恼、不安和反抗、哭得厉害；当母亲返回时，婴幼儿既想与母亲接近，又同时拒绝母亲的抚慰，例如，生气地推开甚至打想抱起他们的母亲。婴幼儿很难重新回到游戏中去，他们不能放心玩耍，时不时朝母亲这边看。这类婴幼儿占10%～15%。

（3）回避型依恋

这类婴幼儿对母亲是否在场无所谓，人际关系倾向于冷淡、疏远。在母亲离开时，婴幼儿并不表示反抗，没有表现出明显的分离焦虑，能继续探究行为，也能接受与陌生人在一起；再次见到母亲时，对与母亲的接触不太感兴趣，或者回避与母亲进行亲密接触。回避型依恋的婴幼儿与母亲没有形成亲密的感情联结，也被称作"无依恋"婴幼儿。这类婴幼儿约占20%。

上述三种依恋类型可以分为两种依恋性质：安全型依恋是积极的、良好的依恋；反抗型依恋和回避型依恋是消极的、不良的依恋，又被称为不安全性依恋。

拓 展 阅 读

陌生情境实验技术

安斯沃斯等人采用陌生情境实验技术来测量儿童的依恋反应和类型，该实验是研究分离焦虑、陌生焦虑的经典实验。

研究者认为，如果依恋关系发展得好，婴儿会视母亲（或其他主要照

拓展阅读

护者）为安全保障并能在游戏室里自如探究。而当母亲短时间离开时，婴儿应该表现出分离焦虑。此时，由陌生的成人来安慰婴儿一定不如母亲安慰有效。

　　陌生情境实验的设计思路是：在婴儿的照护者（通常是母亲）在场和不在场的两种情况下，使婴儿独自或与一位陌生人共同在一个熟悉的环境中活动，从而观察分析婴儿的行动反应。具体见表4-5。

表4-5　陌生情境实验技术的研究设计[①]

场景	事件	观察的依恋行为	持续时间
1	实验者、母亲、婴儿进入观察室，然后实验者离开。		30秒
2	母亲在场，婴儿自由探究。	母亲是安全保障	3分
3	陌生人进入，与母亲交谈，接近婴儿并与之游戏。	对陌生人的反应	3分
4	母亲离开，陌生人继续与婴儿留在一起活动或安慰之。	分离焦虑	3分
5	母亲回来，安顿婴儿，陌生人离开。	重逢反应	3分
6	母亲离开，婴儿单独留在房间。	分离焦虑	3分
7	陌生人进入，与婴儿一起活动或安慰之。	接受陌生人的抚慰	3分
8	母亲回来，重新安顿婴儿，陌生人离开。	重逢的反应	3分

4. 依恋的影响因素

　　为什么有的婴幼儿与母亲、父亲等形成的是积极的、良好的依恋，而有的却形成了消极的、不良的依恋，表现出不同的亲子关系？依恋形成的影响因素主要包括婴幼儿的自身特征和照护者的抚养特征两个方面。

[①]　秦金亮：《儿童发展概论》，184～185页，北京，高等教育出版社，2008。

（1）婴幼儿的自身特征

婴幼儿的气质、智力、生理特征等会直接影响依恋关系。

婴幼儿的气质特征往往影响着父母的照护方式。容易型气质的婴幼儿与父母的交往积极，常处于良好的情绪状态，比较能获得父母的关爱，亲子关系融洽，易于形成安全的依恋；而困难型气质的婴幼儿，由于经常烦躁不安和发脾气、对父母的反应偏消极、难照护，形成稳定依恋的时间晚，也不易形成良好的依恋。

大多数智力障碍儿童在与母亲的交往过程中往往消极被动，他们较少注视母亲，亲子之间缺少情绪交流。儿童的生理缺陷也会影响他们与父母建立安全的依恋。

（2）照护者的抚养特征

研究者发现，不同依恋类型婴幼儿的母亲与婴幼儿互动时的态度和行为具有明显的差异。

安全型依恋中，母亲对孩子的信号始终能做出敏感的、合适的、积极的回应，能主动调节自己的行为以适应对方，而不会把自己的习惯强加给孩子。她们对孩子的情感表达是积极的，与孩子接触的行为总是充满爱抚，喜欢与孩子的密切身体接触。

反抗型依恋中，母亲愿意与孩子有密切的身体接触，但对孩子的信号和需求经常不能正确理解，不能及时、恰当地做出反应，对待孩子的态度也不稳定、很情绪化。

回避型依恋中，母亲对孩子发出的各种需求信号不敏感，对孩子没有兴趣，不喜欢搂抱、亲吻孩子，对孩子缺乏感情，经常对孩子生气、发火。

显然，照护者抚养婴幼儿时的态度、情绪、行为和敏感程度都对依恋类型有重要影响，而上述婴幼儿的自身特征也影响着照护者的对待方式。依恋具有不同的性质和类型，是双方相互作用的结果。依恋的性质很大程度上取决于母亲与婴幼儿之间做了什么，而不是母亲与婴幼儿相处了多长时间。

依恋中的婴幼儿对照护者充满了依赖。父母应正确认识孩子的气质特征和依恋类型，主动调整自己与孩子的互动方式。作为照护者一方，如果父母总是能够关心和抚爱婴幼儿、能及时正确地回应婴幼儿的需求信号，婴幼儿就能逐渐发展出对父母的亲密关系，形成信任，成为安全型依恋的婴幼儿。

需要指出的是，婴幼儿不仅能与自己的家人建立依恋关系，在托幼机构中，也能与教师建立良好的依恋关系，这种依恋被称为次级依恋关系。有的父母担心自己的孩子与其他人建立了次级依恋关系会影响到亲子间的主要依恋关系。事实上，依恋关系一旦建立即具有相当的稳定性，因此父母不必有此担忧。次级依恋是儿童主要依恋关系的补充，并不能轻易取代主要依恋。如果婴幼儿在托幼机构有明显的分离焦虑和其他情绪问题，父母应与教师共同帮助婴幼儿面对。

（二）婴幼儿的同伴交往

成人世界和同伴世界是婴幼儿生活的两个不同领域。同伴是指与婴幼儿相处的，且具有相同或相近社会认知功能的人。随着婴幼儿年龄的增长，他们的活动范围不断扩大，与同伴交往的时间和对象数量越来越多，同伴交往对其适应社会所起的作用也越来越大，照护者应多关注婴幼儿的同伴交往。

1. 同伴交往的功能

在婴幼儿早期的生活中，同伴关系是除亲子关系之外的又一种重要的人际关系。在亲子交往中，父母占有明显的优势。与亲子关系之间的不对等交往有所不同，同伴交往是一种平等交往，对婴幼儿的心理发展有着独特的作用。

（1）同伴交往能促进婴幼儿社会技能的发展

婴幼儿对于如何与他人相处的许多技能，不都是来自父母，更多的是在与同伴交往中获得的。亲子交往往往由父母发起和维持，父母会主动猜测婴幼儿的行为动机，明确给予反馈，婴幼儿是被关注的，也是交往中的被动一方；而在同伴交往中，婴幼儿需要自己主动发起和维持交往活动，同伴给出的反馈远比成人的模糊，因此，婴幼儿必须能够关注对方的行为和态度，运用一定的社交技能，才有可能将交往顺利进行下去。例如，一名婴幼儿凑近另一名婴幼儿时，后者往往二话不说就跑开了，其实，后者很可能只是希望前者来玩追自己的游戏，但前者则误以为自己的举动不受欢迎，不再继续追对方。

与同成人交往相比，同伴之间的交往更直接坦率。在同伴交往过程中，若要引起对方正面、肯定的回应，婴幼儿需要表现出积极、友好的社交行为，如微笑、邀请、分享等；消极、不友好的行为，如抢夺、打人等行为立刻会被同伴厌恶和拒绝。婴幼儿做出交往行为后，必须根据对方的反应及时调整自己的社交技能和策略，如果交往技能不足，就要不断丰富和提高自己的社交手段。由此可见，同伴交往更能给婴幼儿带来真正的交往机会，使他们去掉不友好的行为，努力朝着积极的方向发展社会适应能力。

（2）同伴交往是婴幼儿获得积极情感满足的重要源泉

婴幼儿有多种情感需求。亲子交往使婴幼儿得到成人的关爱和照顾，良好的同伴交往活动也能给婴幼儿带来丰富的积极情感。平等的同伴关系使他们之间的交往更放松、更愉悦、更能发挥主动性，同与成人的交往相比，婴幼儿在同伴交往中表现出更多的微笑、愉快的行为、无拘无束的交流和明显的兴奋感。遇到困惑与麻烦时，同伴的帮助能够为婴幼儿提供情感支持，使负面情绪得到释放、减少焦虑和烦恼、产生安全感。因此，很多婴幼儿喜欢与同伴在一起。

2. 同伴交往的发展

婴幼儿的同伴交往经历了从简单到复杂、从不熟练到熟练的发展过程，不同年龄阶段婴幼儿的同伴关系呈现出不同的发展特征。

（1）1岁前婴儿同伴交往的表现

婴儿很早就开始与其他同伴有接触，但接触时间较短、互动行为也很简单。例如，2个月时，婴儿就能因同伴的出现而发出微笑；3~4个月时，他们能够互相观望和触摸；6个月时，婴儿能互相看一看，彼此笑一笑，做出短暂的互动；10个月左右，婴儿会注意到对方的行为，做出相应的回应行为。

（2）1~3岁幼儿同伴交往的发展

这个阶段，幼儿之间的互动频繁起来，交往持续的时间越来越长，相互影响的内容和形式也更加复杂。例如，出现一个幼儿在前面跑，另一个在后面追；一个幼儿给玩具，另一个幼儿接受它的情景。2岁以后，同伴之间的游戏越来越多，幼儿花在社会性游戏上的时间比单独游戏要多，与母亲一起游戏的时间逐渐减少。

在游戏中，幼儿会互相模仿，交流经验，如玩具怎么玩、物品怎么使用等，从中获得多方面的成长（见图4-10）。

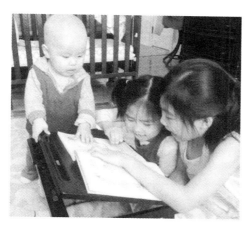

图4-10　一名12个月的婴儿（左）正在与姐姐们一起"念"书

3. 同伴交往的影响因素

不同的婴幼儿在同伴交往中获得的体验不尽相同，有的受到他人的接纳和喜爱，有的被排斥或忽视。有很多因素影响着婴幼儿的同伴交往，其中婴幼儿自身的特征和父母的影响尤为突出。

（1）婴幼儿自身的特征

婴幼儿在交往中表现出来的行为特征影响着交往的结果。有的婴幼儿喜欢与同伴交往，并且以积极主动、友好的方式待人，容易成为受欢迎的人。有的婴幼儿也喜欢交往，但不知道怎么与别人和谐相处。例如，经常攻击别人、抢夺玩具、爱捣乱破坏，于是这些婴幼儿总是受到其他人的拒绝和排斥。有的婴幼儿不大喜欢与其他同伴交往。例如，一些气质属于慢热型、困难型的婴幼儿，在交往中常常偏于被动、退缩，容易被其他同伴冷落。

婴幼儿的身体特征也影响着同伴的评价，即婴幼儿在选择交往对象时也有"以貌取人"的表现。婴幼儿倾向于认为长相漂亮的小伙伴更聪明、更友好，而长相不漂亮的小伙伴更爱打人或不好相处。尤其是在刚开始交往的时候，长相好的婴幼儿更容易引起他人的好感而被接纳。

（2）父母的影响

父母对同伴交往的作用是多方面的。

在亲子交往中，父母的一言一行都是子女学习、效仿的榜样。婴幼儿在依恋关系中获得了与人相处的"内部工作模型"，婴幼儿最初的同伴交往行为往往是将亲子交往的经验照搬过来。高安全性依恋的婴幼儿更容易与同伴建立积极的互动，而低安全性依恋的婴幼儿则相反。

父母也会主动传递积极有效的交往技能，帮助婴幼儿顺利交往。当婴幼儿在同伴交往方面遇到挫折时，父母往往会为他们提供建议和指导。

父母的管教方式、抚慰和惩戒的风格也与婴幼儿处理同伴关系的能力之间有很大关系。例如，有的父母对孩子态度专制、言行粗暴，会导致孩子在同伴交往中出现攻击性行为。因此，父母应注意自己的言传身教，成为良好交往的示范者。

（三）婴幼儿的亲社会行为和攻击行为

1. 婴幼儿的亲社会行为

亲社会行为是指人们有益于他人和社会的行为，如助人、分享、合作、谦让、同情等。亲社会行为是人类普遍存在的社会性行为，对个体的发展、人类的生存以及社会的进步具有重要作用。发展婴幼儿的亲社会行为有助于他们建立良好的人际关系、形成良好的道德品质。

（1）亲社会行为的发展

婴幼儿亲社会行为是随年龄的增长逐步发展起来的。关心他人、对他人的痛苦产生情感反应和试图助人的行为很早就出现了。3个月大的婴儿，面对他人的友善行为和不友善行为能够做出不同的反应；5个月大的婴儿对照护者表现出的更多的微笑和积极情绪，这可以被视为最初的亲社会行为；1岁前，当看到他人哭泣时，会加以关注甚至伤心；1岁以后，能够做出抚慰动作、帮助他人做简单的事情等多种积极行为。许多婴幼儿对成人从事的活动很有兴趣，愿意模仿成人，会帮助成人做一些家务而且乐在其中。

合作行为是互动形式的亲社会行为，在出生后的第二年迅速发展。18~24个月的幼儿开始进行合作性游戏。2 岁以后，幼儿能更经常地表现出合作行为。

（2）亲社会行为的培养

婴幼儿的大多数亲社会行为是通过观察和模仿获得的。父母以及其他成人应以身作则，成为孩子良好的学习榜样，例如，关心那些心情难过的人、当孩子与自己分享时也要说"谢谢"，亲子交往中也要支持孩子为分享、互助等亲社会行为做出的努力。

传媒的作用不容忽视。照护者宜为婴幼儿选择具有亲社会行为内容的电视节目、动画片等观看，避免不友好、攻击性行为的影响，使他们获得更多关于积极行为的知识和规则，学会与人为善。

在婴幼儿与同伴玩耍时，照护者要经常引导他们做出亲社会行为，及时鼓励他们的亲社会行为，但要按照婴幼儿的心理发展水平来进行指导。需要指出的是，2 岁以前，很多幼儿还是处于独自游戏期，喜欢玩自己的玩具，游戏时也不太愿意与其他幼儿交往，此时不宜强迫幼儿发展与他人分享的行为。如果照护者一味要求他们与其他幼儿分享同一份玩具，反而会制造冲突，使幼儿对分享产生负面的情感体验，不利于发展亲社会行为。2 岁以后幼儿虽然能够与同伴进行合作，但游戏时争夺玩具或干扰别人行为的现象可能时有发生，这是他们学习与他人相处的必经过程，照护者应合理看待幼儿之间的冲突，不要对幼儿的合作行为抱有过高的期望。

2. 婴幼儿的攻击行为

攻击行为通常是指他人不愿意接受的伤害行为。依据行为的意图和目的，可分为敌意的攻击行为和工具性攻击行为。敌意的攻击行为是仇视性的，如打架斗殴、嘲笑等，这种行为一般由痛苦或不安引起，以伤害他人、使别人痛苦为目的。工具性攻击行为并不直接由愤怒等消极情绪引起，是指为了达到某种目标而将攻击行为作为行动的手段，如为了得到他人的钱财而使用暴力进行抢劫。

（1）攻击行为的发展

婴幼儿时常发生攻击行为，但以工具性攻击行为为主，其冲突主要是因为争夺玩具、物品或"地盘"等而发生，在攻击行为之前不能预料到行为的后果，并非故意想给他人带来伤害。1 岁左右的婴儿会因为愤怒而打人。有研究发现，12～16 个月大的幼儿在与他人交往时，破坏性的或冲突性的行为大约能占到一半。2 岁左右，幼儿同伴之间表现出一些明显的冲突，他们可能因为争夺玩具、用品、座位而推搡、打人、踢人、咬人或扔东西。

（2）攻击行为的控制

如果父母持消极的抚养方式和教养态度，婴幼儿易于形成攻击性倾向。父母在教养中缺少关爱，经常惩罚、打骂婴幼儿都会造成他们行为的高攻击性。父母应意识到自身对婴幼儿的重要影响作用，为婴幼儿提供温暖、和谐的家庭环境，避免随意使用体罚等手段，并且让他们明确地知晓不能通过攻击行为来满足要求。

此外，父母要注意大众传媒方面的影响，避免让暴力情节和内容给婴幼儿带来困扰。对于婴幼儿喜欢看的电视节目、动画片，父母要陪着一起观看，对于攻击性强的暴力情节和画面，不管是身体方面的还是言语方面的，都应及时给予引导、解释，让婴幼儿明白哪些攻击行为是有一定合理性的、哪些是不被允许和不能模仿的。如果婴幼儿存在很强的愤怒情绪，父母要引导他们合理宣泄。

对于在同伴交往中出现的冲突行为，照护者应根据具体情况做出合理的调解，并让婴幼儿双方明白攻击行为会带来什么样的不良后果、给别人带来哪些伤害和痛苦。要关注经常被欺负的婴幼儿，要教会他们及时躲离对方的攻击，不应鼓励他们以暴制暴。

需要指出的是，照护者要及时保护被欺负的婴幼儿，而经常欺负他人的婴幼儿也同样需要被关注。有些婴幼儿是因为缺乏交往技能而与同伴冲突，不应只是简单制止或责罚他们，而要指导他们学习运用受人欢迎的方式与他人相处，发展婴幼儿的亲社会行为。

（四）促进婴幼儿社会性发展的原则

婴幼儿的社会性行为不是天生就有的，照护者可以从多个方面促进婴幼儿社会性的发展。

第一，建立安全性依恋。依恋是婴幼儿建立早期人际关系和社会性行为发展的基础。

第二，创设良好的同伴交往环境，传递积极有效的交往技能，帮助婴幼儿与同伴顺利交往。

第三，为婴幼儿做出积极的行为榜样，控制婴幼儿的攻击行为，引导他们做出亲社会行为，鼓励他们的好行为。

第四，照护者（父母、家人和保教人员）之间应进行合作，在教育婴幼儿的过程中，避免向他们传达相互冲突的信息。

第五，促进婴幼儿的社会性发展是一项长期任务，需要成人花费大量的时间和精力，成人应始终充满爱心并保持耐心。

◎◎　本章小结　◎◎

婴幼儿动作发展在个体早期心理发展中起着重要的建构作用。不同月龄婴幼儿的大肌肉动作和小肌肉动作发展呈现不同的特点。

感知觉是婴幼儿认识世界的开端，视觉、听觉、触觉、味觉和嗅觉的发展具有明显的年龄特点。

通常婴儿在 1 岁左右说出第一批能真正被人们理解的词，之后，幼儿的语音、词汇、口语能力迅速发展，在短短的两三年时间基本掌握了本民族的口语。

婴幼儿年龄越小，情绪情感在他们的心理生活中就越是占有重要地位。

气质是婴幼儿最早表现出来的行为风格和回应外界的独特方式，照护者应认可和尊重婴幼儿的个体差异。

早期人际关系的建立是婴幼儿社会性发展的核心内容。亲子依恋是婴幼儿社会性发展的开端，同伴交往能促进婴幼儿社会技能的发展。

需要特别指出的是，婴幼儿的心理活动是一个有机的整体，在婴幼儿的实际成长过程中，动作、认知、语言、情绪情感、气质及社会性等各领域的发展是相互促进和相互支持的，共同构成了婴幼儿心理整体的发展。

小任务

1．请联系自身成长的经验或身边的成长案例，说一说为什么婴幼儿的动作发展是影响个体一生身心健康发展的基石。

2．你从表4-1"婴幼儿动作发展时间表"中有何发现？说说你是如何看待婴幼儿动作发展的时间和标志性动作的。

3．观察并录制一名1.5~3岁幼儿与其父亲或母亲一起活动时（如亲子共读、玩玩具）进行言语交流的过程。观察结束后，整理录制的内容，记录幼儿说出的词汇、句子，了解该幼儿的语言发展状况，并将这个结果与本章所描述的内容进行对比。

4．访谈2~3位0~3岁不同年龄婴幼儿的家长，向他们了解自己的孩子在什么情况下会感到快乐、兴趣、痛苦或恐惧，并对比和分析不同年龄婴幼儿的情绪发展特点。

5．婴幼儿的气质可被划分为容易型、困难型和慢热型等类型，你如何根据拟合度理念对不同气质类型的婴幼儿进行适宜的养育？

6．观察生活中婴幼儿与父母分离和重聚时的表现，如果你发现有的依恋关系倾向于不安全性依恋，试分析其可能存在的原因，并思考你将如何帮助家长与其孩子形成安全性依恋关系。

常见问题解答

问题1 为什么有些婴幼儿总是喜欢踮脚走路？

解答 婴幼儿出现这种情况，可从以下几个方面寻找原因。

首先，要看婴幼儿的身体意识是否不足。婴儿从出生开始，照护者就应尽早让他们认识自己的身体，并进一步让其体会主动控制身体。例如，不要包裹得太严，不要过多地限制婴儿用身体探索和体验。另外，观察婴儿腘窝部是否有肌张力高或脚踝部肌张力高的情形。母亲可以先观察婴儿放松时或者坐着的时候，其膝盖、小腿肌肉是否放松，还有脚踝、脚跟和脚底这三个部位是否僵硬。腘窝部肌张力高或脚踝部肌张力高是很多婴幼儿踮脚走的最主要原因。

其次，婴幼儿是否使用过学步车或学步带。这两样学步用具也可能是导致婴幼儿踮脚走的罪魁祸首。看看那些被拎着走的小婴儿，他们很可能以为走路就是只用脚尖来行走。婴幼儿走路是不需要照护者提前去教的，一般情况下，爬行经验达到 500 小时后的婴幼儿都能自己完成扶站、扶走和独自走路。

再次，婴幼儿的迷路反射没有抑制和整合。迷路反射出现时婴儿的身体呈现出类似小飞机的姿势，该反射在婴儿出生后可以帮助其获得平衡感、空间感和深度感，以及建立肌肉紧实度和本体感觉。缺少俯趴练习是导致迷路反射没有很好抑制和整合的最重要原因，因此不要忽视婴儿早期的俯趴动作，一般 3~5 个月的婴儿应每日俯趴 2 小时以上。

最后，婴幼儿可能在模仿别人的动作。

这样看来，婴幼儿踮脚走的大部分原因是某些方面没有得到良好发展。因此，父母发现孩子有明显异常后，要积极咨询专业人员，必要时及早干预，守护孩子的健康！

问题2　婴儿常常喜欢把手里的物品放进嘴里啃咬或者会摆弄食物玩，有些成人见状会斥责或禁止婴儿的行为。照护者应该如何对待婴儿的这种"另类"表现？

解答　在感知运动阶段（0~2 岁），婴幼儿还不能完成头脑中的许多活动，而是用眼睛、耳朵、手和其他感知运动装备来"思考"，与外界互动。婴儿早期嘴部活动频繁，口腔触觉是婴儿认识物品的重要手段。婴儿将物品放进嘴里啃咬，是对该物体进行的一种触觉探索，通过口腔活动辨别不同的物品，体验物品的软硬、干湿、形状、温度等不同的属性。

1 岁以前，婴儿的口腔触觉发挥了重要的探索作用，在 1 岁后的相当长一段时间，幼儿仍然会经常将口腔的探索活动作为手的探索的补充。当婴幼儿手的触觉探索活动发展起来之后，口腔探索逐渐退居次要地位，婴幼儿需要通过大量的手部探索来了解物品的属性。在婴幼儿的眼中，摆弄食物玩就如同摆弄玩具，都是在通过自己与食物的相互作用进一步认识这个物品。

热衷于探索是感知运动阶段婴幼儿的特点，婴幼儿会花很多时间来探究一些小物品，例如，把物品放进嘴里、扔物品、敲物品、把物品转来转去、装在盒子里又倒出来，反反复复，乐此不疲。婴幼儿在操纵和探索物品的过程中，积极地建构了对于世界的新知识、发展了智慧、体验到了愉快，所表现出来的好奇心和喜欢探究的精神也是未来取得学习成就的基础，可以说是一举多得。不过，婴幼儿常常不能分辨出什么物品有危险，容易出现意外，照护者要加倍小心。

总之，成人应正确看待感知运动阶段婴幼儿的这些"另类"的探索活动，不应简单禁止婴幼儿的行为，而应为他们提供安全、卫生、适宜的物品来探索。

问题3　婴幼儿在一起玩耍的时候，时常会出现冲突，有的父母为避免孩子受到伤害，不让他们与同伴交往。照护者应如何为婴幼儿提供同伴游戏的机会呢？

解答　2岁以前，很多幼儿还是处于独自游戏期，喜欢玩自己的玩具，游戏时也不太愿意与其他幼儿交往。这时，可安排幼儿到有其他幼儿玩的地方玩耍，让幼儿互相观看别人的玩法，并逐渐习惯与其他同伴在一起玩。

2岁以后，幼儿虽然能够与同伴进行合作，但游戏时争夺玩具或干扰别人行为的现象时有发生，这是该年龄段幼儿交往发展中的正常现象。照护者不要对幼儿有过高的期望，更不能强迫他们与其他幼儿一起玩、分享同一份玩具，以避免制造冲突。

在同伴交往的时候发生冲突，是婴幼儿学习与他人相处的必经过程，照护者应根据当时的情境做出恰当的调解，不应认为婴幼儿是麻烦制造者而禁止幼儿之间的交往。学习与同伴一起玩是需要一段过程的，照护者应提供玩具和场地，引起婴幼儿玩耍的兴趣。当他们表现出想与其他同伴一起玩的意向的时候，即安排他们一起玩，但注意时间不宜过长，见好就收，使婴幼儿体验到同伴交往的乐趣而不是相反。

参考文献

［1］［美］劳拉·E 贝克. 婴儿、儿童和青少年：5 版［M］. 桑标，等译. 上海：上海人民出版社，2008.

［2］［德］齐默尔. 幼儿运动教育手册：教学法基础和实践指导［M］. 杨沫，蒋丽，译. 南京：南京师范大学出版社，2008：3.

［3］［美］罗伯特·S 费尔德曼. 儿童发展心理学［M］. 苏彦捷，等译. 北京：机械工业出版社，2015.

［4］［美］珍妮特·冈萨雷斯 – 米纳，［美］黛安娜·温德尔·埃尔. 婴幼儿及其照料者——尊重及回应式的保育和教育课程：8 版［M］. 张和颐，张萌译. 北京：商务印书馆，2016.

［5］北京市教育委员会. 0～3 岁儿童早期教育指南［M］. 北京：北京师范大学出版社，2010.

［6］陈帼眉，冯晓霞，庞丽娟. 学前儿童发展心理学［M］. 北京：北京师范大学出版社，2013.

［7］董奇，陶沙，曾琦，［美］凯帕斯 J. 论动作在个体早期心理发展中的作用［J］. 北京师范大学学报（社会科学版），1997（4）.

［8］高秀欣，王小萍. 幼儿卫生学［M］. 北京：人民邮电出版社，2015.

［9］江载芳，申昆玲，沈颖. 诸福棠实用儿科学［M］. 北京：人民卫生出版社，2015.

［10］江钟立. 人体发育学［M］. 北京：华夏出版社，2005.

［11］黎海芪. 实用儿童保健学［M］. 北京：人民卫生出版社，2016.

［12］李健. 婴幼儿运动技能的培养［J］. 北京教育学院学报（自然科学版），2011，6（2）.

［13］李静，刁玉翠 .3～10 岁儿童基本动作技能发展比较研究［J］. 中国体育

科技，2013（3）.

［14］刘湘云，陈荣华，赵正言. 儿童保健学：4 版［M］. 江苏：江苏科学技术出版社，2011.

［15］毛萌. 儿童保健学分册［M］. 北京：人民卫生出版社，2017.

［16］孟昭兰. 婴儿心理学［M］. 北京：北京大学出版社，1997.

［17］庞丽娟，李辉. 婴儿心理学［M］. 杭州：浙江教育出版社，1993.

［18］秦金亮. 儿童发展概论［M］. 北京：高等教育出版社，2008.

［19］申昆玲，姜玉武. 儿科学：3 版［M］. 北京：北京大学医学出版社，2013.

［20］王丹. 婴幼儿心理学［M］. 重庆：西南师范大学出版社，2016.

［21］韦小明，王丽莉. 学前儿童卫生学：2 版［M］. 南京：南京大学出版社，2017.

［22］吴升扣，姜桂萍. 儿童早期动作发展测量的研究进展［J］. 北京体育大学学报，2014（4）.

［23］徐开寿. 儿科物理治疗学［M］. 广州：中山大学出版社，2016.

［24］杨慧霞，段涛. 健康与疾病的发育起源：DOHaD 在中国［M］. 北京：人民卫生出版社，2013.

［25］杨宁. 儿童早期发展与教育中的动作和运动问题：四论进化、发展和儿童早期教育［J］. 学前教育研究，2011（10）.

［26］于颖. 不同家庭养育方式对正常婴儿运动发育的影响［J］. 中国儿童保健杂志，2009（5）.

［27］俞国良，辛自强. 社会性发展心理学［M］. 合肥：安徽教育出版社，2004.

［28］张红旗. 系统解剖学［M］. 上海：复旦大学出版社，2015.

［29］朱家雄，汪乃铭，戈柔. 学前儿童卫生学：修订版［M］. 上海：华东师范大学出版社，2006.

附　录

中国 7 岁以下儿童生长发育参照标准[①]

表附 1　7 岁以下男童身高（长）标准值

单位：cm

年龄	月龄	−3SD	−2SD	−1SD	中位数	+1SD	+2SD	+3SD
出生	0	45.2	46.9	48.6	50.4	52.2	54.0	55.8
	1	48.7	50.7	52.7	54.8	56.9	59.0	61.2
	2	52.2	54.3	56.5	58.7	61.0	63.3	65.7
	3	55.3	57.5	59.7	62.0	64.3	66.6	69.0
	4	57.9	60.1	62.3	64.6	66.9	69.3	71.7
	5	59.9	62.1	64.4	66.7	69.1	71.5	73.9
	6	61.4	63.7	66.0	68.4	70.8	73.3	75.8
	7	62.7	65.0	67.4	69.8	72.3	74.8	77.4
	8	63.9	66.3	68.7	71.2	73.7	76.3	78.9
	9	65.2	67.6	70.1	72.6	75.2	77.8	80.5
	10	66.4	68.9	71.4	74.0	76.6	79.3	82.1
	11	67.5	70.1	72.7	75.3	78.0	80.8	83.6
1 岁	12	68.6	71.2	73.8	76.5	79.3	82.1	85.0
	15	71.2	74.0	76.9	79.8	82.8	85.8	88.9
	18	73.6	76.6	79.6	82.7	85.8	89.1	92.4
	21	76.0	79.1	82.3	85.6	89.0	92.4	95.9
2 岁	24	78.3	81.6	85.1	88.5	92.1	95.8	99.5
	27	80.5	83.9	87.5	91.1	94.8	98.6	102.5
	30	82.4	85.9	89.6	93.3	97.1	101.0	105.0
	33	84.4	88.0	91.6	95.4	99.3	103.2	107.2
3 岁	36	86.3	90.0	93.7	97.5	101.4	105.3	109.4
	39	87.5	91.2	94.9	98.8	102.7	106.7	110.7
	42	89.3	93.0	96.7	100.6	104.5	108.6	112.7
	45	90.9	94.6	98.5	102.4	106.4	110.4	114.6
4 岁	48	92.5	96.3	100.2	104.1	108.2	112.3	116.5
	51	94.0	97.9	101.9	105.9	110.0	114.2	118.5
	54	95.6	99.5	103.6	107.7	111.9	116.2	120.6
	57	97.1	101.1	105.3	109.5	113.8	118.2	122.6
5 岁	60	98.7	102.8	107.0	111.3	115.7	120.1	124.7
	63	100.2	104.4	108.7	113.0	117.5	122.0	126.7
	66	101.6	105.9	110.2	114.7	119.2	123.8	128.6
	69	103.0	107.3	111.7	116.3	120.9	125.6	130.4
6 岁	72	104.1	108.6	113.1	117.7	122.4	127.2	132.1
	75	105.3	109.8	114.4	119.2	124.0	128.8	133.8
	78	106.5	111.1	115.8	120.7	125.6	130.5	135.6
	81	107.9	112.6	117.4	122.3	127.3	132.4	137.6

注：表中 3 岁前为身长，3 岁及 3 岁后为身高。

---

① 摘自原卫生部妇社司：《卫生部妇社司关于印发〈中国 7 岁以下儿童生长发育参照标准〉的通知》，http://www.nhc.gov.cn/fys/s7906/200910/994a7f6e1bd1491a9e8efa8e762a313f.shtml，2020-05-18。

表附2   7岁以下女童身高（长）标准值

单位：cm

年龄	月龄	-3SD	-2SD	-1SD	中位数	+1SD	+2SD	+3SD
出生	0	44.7	46.4	48.0	49.7	51.4	53.2	55.0
	1	47.9	49.8	51.7	53.7	55.7	57.8	59.9
	2	51.1	53.2	55.3	57.4	59.6	61.8	64.1
	3	54.2	56.3	58.4	60.6	62.8	65.1	67.5
	4	56.7	58.8	61.0	63.1	65.4	67.7	70.0
	5	58.6	60.8	62.9	65.2	67.4	69.8	72.1
	6	60.1	62.3	64.5	66.8	69.1	71.5	74.0
	7	61.3	63.6	65.9	68.2	70.6	73.1	75.6
	8	62.5	64.8	67.2	69.6	72.1	74.7	77.3
	9	63.7	66.1	68.5	71.0	73.6	76.2	78.9
	10	64.9	67.3	69.8	72.4	75.0	77.7	80.5
	11	66.1	68.6	71.1	73.7	76.4	79.2	82.0
1岁	12	67.2	69.7	72.3	75.0	77.7	80.5	83.4
	15	70.2	72.9	75.6	78.5	81.4	84.3	87.4
	18	72.8	75.6	78.5	81.5	84.6	87.7	91.0
	21	75.1	78.1	81.2	84.4	87.7	91.1	94.5
2岁	24	77.3	80.5	83.8	87.2	90.7	94.3	98.0
	27	79.3	82.7	86.2	89.8	93.5	97.3	101.2
	30	81.4	84.8	88.4	92.1	95.9	99.8	103.8
	33	83.4	86.9	90.5	94.3	98.1	102.0	106.1
3岁	36	85.4	88.9	92.5	96.3	100.1	104.1	108.1
	39	86.6	90.1	93.8	97.5	101.4	105.4	109.4
	42	88.4	91.9	95.6	99.4	103.3	107.2	111.3
	45	90.1	93.7	97.4	101.2	105.1	109.2	113.3
4岁	48	91.7	95.4	99.2	103.1	107.0	111.1	115.3
	51	93.2	97.0	100.9	104.9	109.0	113.1	117.4
	54	94.8	98.7	102.7	106.7	110.9	115.2	119.5
	57	96.4	100.3	104.4	108.5	112.8	117.1	121.6
5岁	60	97.8	101.8	106.0	110.2	114.5	118.9	123.4
	63	99.3	103.4	107.6	111.9	116.2	120.7	125.3
	66	100.7	104.9	109.2	113.5	118.0	122.6	127.2
	69	102.0	106.3	110.7	115.2	119.7	124.4	129.1
6岁	72	103.2	107.6	112.0	116.6	121.2	126.0	130.8
	75	104.4	108.8	113.4	118.0	122.7	127.6	132.5
	78	105.5	110.1	114.7	119.4	124.3	129.2	134.2
	81	106.7	111.4	116.1	121.0	125.9	130.9	136.1

注：表中3岁前为身长，3岁及3岁后为身高。

表附3　7岁以下男童体重标准值

单位：kg

年龄	月龄	-3SD	-2SD	-1SD	中位数	+1SD	+2SD	+3SD
出生	0	2.26	2.58	2.93	3.32	3.73	4.18	4.66
	1	3.09	3.52	3.99	4.51	5.07	5.67	6.33
	2	3.94	4.47	5.05	5.68	6.38	7.14	7.97
	3	4.69	5.29	5.97	6.70	7.51	8.40	9.37
	4	5.25	5.91	6.64	7.45	8.34	9.32	10.39
	5	5.66	6.36	7.14	8.00	8.95	9.99	11.15
	6	5.97	6.70	7.51	8.41	9.41	10.50	11.72
	7	6.24	6.99	7.83	8.76	9.79	10.93	12.20
	8	6.46	7.23	8.09	9.05	10.11	11.29	12.60
	9	6.67	7.46	8.35	9.33	10.42	11.64	12.99
	10	6.86	7.67	8.58	9.58	10.71	11.95	13.34
	11	7.04	7.87	8.80	9.83	10.98	12.26	13.68
1岁	12	7.21	8.06	9.00	10.05	11.23	12.54	14.00
	15	7.68	8.57	9.57	10.68	11.93	13.32	14.88
	18	8.13	9.07	10.12	11.29	12.61	14.09	15.75
	21	8.61	9.59	10.69	11.93	13.33	14.90	16.66
2岁	24	9.06	10.09	11.24	12.54	14.01	15.67	17.54
	27	9.47	10.54	11.75	13.11	14.64	16.38	18.36
	30	9.86	10.97	12.22	13.64	15.24	17.06	19.13
	33	10.24	11.39	12.68	14.15	15.82	17.72	19.89
3岁	36	10.61	11.79	13.13	14.65	16.39	18.37	20.64
	39	10.97	12.19	13.57	15.15	16.95	19.02	21.39
	42	11.31	12.57	14.00	15.63	17.50	19.65	22.13
	45	11.66	12.96	14.44	16.13	18.07	20.32	22.91
4岁	48	12.01	13.35	14.88	16.64	18.67	21.01	23.73
	51	12.37	13.76	15.35	17.18	19.30	21.76	24.63
	54	12.74	14.18	15.84	17.75	19.98	22.57	25.61
	57	13.12	14.61	16.34	18.35	20.69	23.43	26.68
5岁	60	13.50	15.06	16.87	18.98	21.46	24.38	27.85
	63	13.86	15.48	17.38	19.60	22.21	25.32	29.04
	66	14.18	15.87	17.85	20.18	22.94	26.24	30.22
	69	14.48	16.24	18.31	20.75	23.66	27.17	31.43
6岁	72	14.74	16.56	18.71	21.26	24.32	28.03	32.57
	75	15.01	16.90	19.14	21.82	25.06	29.01	33.89
	78	15.30	17.27	19.62	22.45	25.89	30.13	35.41
	81	15.66	17.73	20.22	23.24	26.95	31.56	37.39

表附4　7岁以下女童体重标准值

单位：kg

年龄	月龄	−3SD	−2SD	−1SD	中位数	+1SD	+2SD	+3SD
出生	0	2.26	2.54	2.85	3.21	3.63	4.10	4.65
	1	2.98	3.33	3.74	4.20	4.74	5.35	6.05
	2	3.72	4.15	4.65	5.21	5.86	6.60	7.46
	3	4.40	4.90	5.47	6.13	6.87	7.73	8.71
	4	4.93	5.48	6.11	6.83	7.65	8.59	9.66
	5	5.33	5.92	6.59	7.36	8.23	9.23	10.38
	6	5.64	6.26	6.96	7.77	8.68	9.73	10.93
	7	5.90	6.55	7.28	8.11	9.06	10.15	11.40
	8	6.13	6.79	7.55	8.41	9.39	10.51	11.80
	9	6.34	7.03	7.81	8.69	9.70	10.86	12.18
	10	6.53	7.23	8.03	8.94	9.98	11.16	12.52
	11	6.71	7.43	8.25	9.18	10.24	11.46	12.85
1岁	12	6.87	7.61	8.45	9.40	10.48	11.73	13.15
	15	7.34	8.12	9.01	10.02	11.18	12.50	14.02
	18	7.79	8.63	9.57	10.65	11.88	13.29	14.90
	21	8.26	9.15	10.15	11.30	12.61	14.12	15.85
2岁	24	8.70	9.64	10.70	11.92	13.31	14.92	16.77
	27	9.10	10.09	11.21	12.50	13.97	15.67	17.63
	30	9.48	10.52	11.70	13.05	14.60	16.39	18.47
	33	9.86	10.94	12.18	13.59	15.22	17.11	19.29
3岁	36	10.23	11.36	12.65	14.13	15.83	17.81	20.10
	39	10.60	11.77	13.11	14.65	16.43	18.50	20.90
	42	10.95	12.16	13.55	15.16	17.01	19.17	21.69
	45	11.29	12.55	14.00	15.67	17.60	19.85	22.49
4岁	48	11.62	12.93	14.44	16.17	18.19	20.54	23.30
	51	11.96	13.32	14.88	16.69	18.79	21.25	24.14
	54	12.30	13.71	15.33	17.22	19.42	22.00	25.04
	57	12.62	14.08	15.78	17.75	20.05	22.75	25.96
5岁	60	12.93	14.44	16.20	18.26	20.66	23.50	26.87
	63	13.23	14.80	16.64	18.78	21.30	24.28	27.84
	66	13.54	15.18	17.09	19.33	21.98	25.12	28.89
	69	13.84	15.54	17.53	19.88	22.65	25.96	29.95
6岁	72	14.11	15.87	17.94	20.37	23.27	26.74	30.94
	75	14.38	16.21	18.35	20.89	23.92	27.57	32.00
	78	14.66	16.55	18.78	21.44	24.61	28.46	33.14
	81	14.96	16.92	19.25	22.03	25.37	29.42	34.40